张银合博士医考红宝书系列丛书

张博士医考红宝书
护士执业掌中宝
（下卷）

主 编 张银合 博士

编 委 北京张博士医考巡讲团

特邀学术顾问

赵凤瑞 中国医学科学院博士导师

万 峰 北京大学医学部博士导师

冷希盛 北京大学医学部博士导师

朱晓东 中国医学科学院博士导师 院士

于春江 首都医科大学博士导师

科学技术文献出版社
SCIENTIFIC AND TECHNICAL DOCUMENTATION PRESS

图书在版编目（CIP）数据

张博士医考红宝书护士执业掌中宝 / 张银合编. --

北京 : 科学技术文献出版社, 2012.10

ISBN 978-7-5023-7599-7

Ⅰ. ①张… Ⅱ. ①张… Ⅲ. ①护士—资格考试—自学

参考资料 Ⅳ. ①R192.6

中国版本图书馆 CIP 数据核字(2012)第 235893 号

张博士医考红宝书护士执业掌中宝

策划编辑: 孔荣华　　责任编辑: 孔荣华　　责任校对：张吲哚　　责任出版: 张志平

出 版 者　科学技术文献出版社

地　　址　北京市复兴路 15 号　邮编 100038

编 务 部　(010) 58882938，58882087（传真）

发 行 部　(010) 58882868，58882866（传真）

邮 购 部　(010) 58882873

官方网址　http://www. stdp. com. cn

淘宝旗舰店　http://stbook. taobao. com

发 行 者　科学技术文献出版社发行全国各地新华书店经销

印 刷 者　北京今朝印刷有限公司

版　　次　2012 年 10 月第 1 版　2012 年 10 月第 1 次印刷

开　　本　787×1092　1/32 开

字　　数　270　千字

印　　张　18.5　印张

书　　号　ISBN 978-7-5023-7599-7

定　　价　100.00 元

目 录

第六章　皮肤及皮下组织疾病病人的护理

第一节　皮肤及皮下组织化脓性感染病人的护理

一、疖

疖是单个毛囊及其所属皮脂腺的急性化脓性感染。疖常发生于毛囊和皮脂腺丰富的头、面、颈、背部等。致病菌以金黄色葡萄球菌为主。

（一）临床表现★

初起时，局部皮肤出现红、肿、痛的小结节，数日后出现黄白色脓栓，脓栓脱落后破溃流脓。脓液流尽后局部炎症即可消退愈合。疖一般无全身症状。面部“危险三角区”的疖受到挤压时，细菌可沿眼静脉和内眦静脉进入颅内的海绵状静脉窦，引起化脓性海绵状静脉窦炎，出现眼部及其周围组织的红肿和疼痛，并有寒战、高热、头痛，甚至昏迷，死亡率很高。

（二）治疗原则

炎症早期红肿阶段局部涂以 2%碘酒，或采用热敷或物理疗法（超短波或红外线），亦可外敷软膏等方法促使炎症消退。已形成脓肿，须及时切开引流。

二、痈

痈是多个相邻毛囊及其周围组织的急性化脓性感染，或由多个疖融合而成。多见于成年人，常发生在皮肤较厚的颈部和背部。痈的发生与皮肤不洁、擦伤、人体抵抗力低下有关。致病菌以金黄色葡萄球菌为主。

（一）临床表现

初起为小片皮肤硬肿，色暗红，表面可有数个凸出点或脓点，疼痛较轻。随着感染区脓点增大、增多，中央部位破溃出脓，坏死脱落，疮口呈蜂窝状。血常规检查白细胞计数及中性粒细胞比例明显增加。

（二）治疗原则★

初期只有红肿时，局部可涂以 2%碘酒或药物外敷。皮肤呈紫褐色或已破溃流脓时，应在静脉麻醉下手术切开排脓，清除坏死组织。术后加强换药。促进肉芽生长。

三、痤疮

痤疮多发于青春期，又叫青春痘、面皰或粉刺、毛囊炎，通常好发于面部、颈部、胸背部、肩膀和上臂。最直接的因素就是毛孔堵塞。

（一）临床表现★

临床以白头粉刺、黑头粉刺、炎性丘疹、脓疱、结节、囊肿等为主要表现。

（二）治疗原则

抗菌消炎、避免脑部感染、全身感染，但有些含四环霉素的药物，长期服用无形中会加重肝、肾的负担，对孕妇尤其有禁忌。

（三）健康教育

（1）注意休息，保持良好的睡眠及心理状态。

（2）保持精神愉快。长了青春痘，不要产生心理负担，以免引起神经内分泌紊乱，使病情加重。

（3）千万不要随意用手挤压青春痘，用手挤压容易引起炎症扩散，加重病情甚至留下疤痕。

（4） 注意面部清洁，保持毛囊皮脂腺导管的通畅。每日早晚用温水洗脸，因为冷水不易去除油脂，热水促进皮脂分泌，不用刺激性肥皂。洗脸次数不宜过多，以免破坏正常的皮脂膜。

（5）不宜选用油质化妆品，慎用防晒霜、遮盖霜及粉底等。尽量选用补水性好的柔肤水，油性皮肤多补充水分可达到平衡油脂分泌，改善油性皮肤的作用。

（6）饮食方面要多吃蔬菜和水果，少吃脂肪、糖类和辛辣等刺激性食物。

四、急性蜂窝织炎

急性蜂窝织炎是指皮下、筋膜下、肌间隙或深部疏松结缔组织的一种急性化脓性感染。致病菌多为溶血性链球菌，其次为金黄色葡萄球菌、大肠杆菌或其他类型链球菌等。

（一）临床表现

表浅的（皮下）急性蜂窝织炎，局部有红、肿、热和剧痛，中央区呈暗红色，边缘稍淡，与周围正常皮肤无明显分界，压痛明显。深部急性蜂窝织炎局部皮肤红肿虽不明显，但有局部组织肿胀和深压痛，有明显的全身症状，如寒战、高热、乏力、血白细胞计数增高等。口底、颌下与颈部的急性蜂窝织炎，易致喉头水肿或压迫气管，引起呼吸困难甚至窒息。

（二）治疗原则

局部制动，中西药湿、热敷，理疗；及时应用有效抗生素。脓肿形成应切开引流。对厌氧菌感染者，用 3%过氧化氢溶液冲洗伤口和湿敷。口底、颌下的急性蜂窝织炎张力特别高，应尽早切开减压，以防喉头水肿，气管受压而窒息。

五、急性淋巴管炎和淋巴结炎

急性淋巴管炎指致病菌从皮肤、黏膜的破损处或其他感染病灶侵入淋巴管，引起淋巴管及其周围组织的急性炎症。若急性淋巴管炎扩散至局部淋巴结或化脓性感染经淋巴管蔓延至所属区域淋巴结，即为急性淋巴结炎。致病菌主要是化脓性链球菌。

（一）临床表现★

1．急性淋巴管炎　分为网状淋巴管炎和管状淋巴管炎。

网状淋巴管炎即为丹毒。起病急、进展快，先有畏寒、发热、头痛、全身不适等全身症状，继之局部出现片状红疹，颜色鲜红，中央较淡、边界清楚并略隆起。红肿向周围蔓延时，中央红色消退、脱屑，颜色转为棕黄；有时可发生水疱，局部有烧灼样痛。常伴有周围淋巴结肿大和疼痛。感染加重可导致全身脓毒血症。下肢丹毒反复发作可使淋巴管受阻而发生象皮肿。

管状淋巴管炎分浅、深两种。浅层急性淋巴管炎，在病灶表面出现一条或多条“红线”，硬而有压痛。深层急性淋巴管炎不出现红线，但患肢肿胀、有条形压痛区。两种淋巴管炎都可能伴有全身症状。

2．急性淋巴结炎　轻者仅有局部淋巴结肿大，略有压痛，重者局部有红、肿、热、痛，甚至形成脓肿并伴有全身症状。

（二）治疗原则★

积极治疗原发病灶，全身应用有效抗生素，局部外敷、理疗，以促进炎症消退。急性淋巴结炎一旦形成脓肿则要切开引流。丹毒有接触传染性，应予以接触隔离。

第二节　手部急性化脓性感染病人的护理

甲沟炎是甲沟或其周围组织的感染，常因微小损伤引起，致病菌主要为金黄色葡萄球菌。脓性指头炎是手指末节掌面皮下组织的化脓性感染，多由刺伤引起，主要的致病菌为金黄色葡萄球菌。

（一）临床表现

（1）甲沟炎表现为一侧甲沟局部红、肿、热、痛。

（2）脓性指头炎初期，指尖有针刺样疼痛，以后指头肿胀、发红、疼痛剧烈。因局部张力较高，当指动脉受压，疼痛转为搏动样跳痛。

（二）治疗原则★★

初期，局部热敷、理疗，甲沟已有脓液时，在甲沟处作切开引流；形成甲下脓肿者，可行拔甲术。脓性指头炎若疼痛剧烈，局部张力较大时，应及时在末节患指侧面作纵行切开减压引流。合理应用抗生素。

（三）护理措施

1．缓解疼痛 提供安静、舒适的休息环境。患肢制动并抬高，有利于改善局部血液循环，促进静脉和淋巴回流，减轻炎性充血、水肿，缓解疼痛。创面换药时，操作轻柔、仔细，尽量使病人放松。

2．控制感染，防止并发症 遵医嘱准确应用抗生素。脓肿切开者，保持引流通畅，应及时更换敷料。

3．观察病情变化 观察体温、脉搏变化，注意疼痛、红肿症状的进展，若脓性指头炎的创面经久不愈，应作X线摄片检查，以警惕骨髓炎的发生。

（四）健康教育

（1）手部感染愈合后，指导病人活动患处附近的关节，以尽早恢复手部功能。

（2）日常保证手部清洁，对于手部的任何微小损伤，应及时正确处理，以防发生感染。手部的轻度感染应及早就诊，以免延误。

当你还不能对自己说今天学到了什么东西时，你就不要去睡觉。

——利希顿堡

第七章　妊娠、分娩和产褥期疾病病人的护理

第一节　女性生殖系统解剖生理

（一）外生殖器★★★★★

外生殖器包括阴阜、大阴唇、小阴唇、阴蒂和阴道前庭。

大阴唇为靠近两股内侧的一对隆起的皮肤皱襞，起自阴阜，止于会阴。

小阴唇是一对位于大阴唇内侧的薄皱襞。富含神经末梢，非常敏感。

阴蒂位于两侧小阴唇之间的顶端，极敏感。

（二）内生殖器★★★★★

1．内生殖器及其功能　内生殖器包括阴道、子宫、输卵管及卵巢，后两者合称子宫附件。

（1）阴道：为性交、月经血排出及胎儿娩出的通道。

（2）子宫

1）功能：为孕育胚胎、胎儿和产生月经的器官。

2）解剖结构：子宫位于骨盆腔中央，膀胱与直肠之间，呈前后略扁的倒置梨形。成人非孕时子宫长7～8cm，宽4～5cm，厚2～3cm，宫腔容量约5ml，重约50g。子宫上部较宽称为子宫体，其上端隆突部分为子宫底，宫底两侧为子宫角，与输卵管相通。子宫下部较窄呈圆柱形称子宫颈，子宫体与子宫颈的比例，婴儿期为1:2，成年妇女为2:1，老人为1:1。子宫体与子宫颈之间形成的最狭窄部分称为子宫峡部，在非孕期长约1cm，子宫峡部的上端因在解剖上较狭窄又称解剖学内口，下端因黏膜组织在此处由于宫腔内膜转变为子宫颈黏膜，又称组织学内口。子宫颈内腔呈梭形称宫颈管。

3）组织结构：子宫体壁分三层，内为黏膜层（子宫内膜），中为肌层，外为浆膜层。宫颈管黏膜为单层高柱状上皮，宫颈阴道部为复层扁平上皮（又叫复层鳞状上皮），宫颈外口柱状上皮与鳞状上皮交界处是子宫颈癌的好发部位。

4）子宫韧带：共有4对。①圆韧带：作用是维持子宫呈前倾位置。②阔韧带：作用是保持子宫位于盆腔中央的位置。③主韧带：作用是固定宫颈位置，防止子宫下垂的主要韧带。④宫骶韧带：作用是将宫颈向后向上牵引，间接的保持子宫前倾位置。

（3）输卵管：是精子与卵子相遇结合成为受精卵的部位，也是向宫腔运送受精卵的通道。输卵管由内向外分为四部分：间质部、峡部、壶腹部和伞端。

（4）卵巢：为一对性腺器官，具有生殖和内分泌功能，可产生卵子和激素。

2．内生殖器的邻近器官 内生殖器的邻近器官有尿道、膀胱、输尿管、直肠和阑尾。

（三）骨盆★★★★★

1. 骨盆的组成及分界

（1）组成：骨盆由骶骨、尾骨及左右两块髋骨组成。

（2）分界：以耻骨联合上缘、髂耻缘及骶岬上缘的连线为界，将骨盆分为上下两部分，上称假骨盆（大骨盆），测量其径线可间接了解真骨盆的大小；下称真骨盆（小骨盆），是胎儿娩出的通道，又称骨产道。

2. 骨盆的平面及径线　骨盆腔分为3个平面。

（1）入口平面：共有4条径线。

1）入口前后径：也称真结合径。平均值约为11cm。

2）入口横径：左右髂耻缘间的最大距离，平均值约为13cm。

3）入口斜径：左右各一。左骶髂关节至右髂耻隆突间的距离为左斜径；右骶髂关节至左髂耻隆突间的距离为右斜径，平均值约为12.75cm。

（2）中骨盆平面：其前方为耻骨联合下缘，两侧为坐骨棘，后方为骶骨下端。此平面是骨盆最小平面，具有产科临床重要性，有2条径线。

1）中骨盆前后径：平均值约为11.5cm。

2）中骨盆横径：也称坐骨棘间径。两坐骨棘间的距离，平均值约为10cm。

（3）骨盆出口平面：为骨盆腔下口，由两个在不同平面的三角形组成。坐骨结节间径为两个三角共同的底，前三角的顶端为耻骨联合下缘，两侧为耻骨降支；后三角的顶端是骶尾关节；两侧为骶结节韧带。共有4条径线。

1）出口前后径：耻骨联合下缘至骶尾关节间的距离，平均值约为 11.5cm。

2）出口横径：即坐骨结节间径。两坐骨结节内缘的距离，平均值约为 9cm。

3）出口前矢状径：耻骨联合下缘中点至坐骨结节间径中点间的距离，平均值约为 6cm。

4）出口后矢状径：骶尾关节至坐骨结节间径中点间的距离，平均值约为 8.5cm。若出口横径较短，而出口后矢状径较长，两径之和大于 15cm 时，一般大小的胎头可通过后三角区经阴道娩出。

（四）妇女一生各阶段的生理特点★★★★

1．新生儿期 出生后 4 周内为新生儿期。由于女性胎儿在子宫内受母体女性激素的影响，生后几日内可出现乳房肿大或有乳样分泌物、阴道少量出血，短期内可自然消退。

2．幼年期 从出生 4 周到 12 岁为儿童期。8 岁以后，卵巢内有少量卵泡发育，但不能发育成熟。乳房和内外生殖器开始发育，女性的其他特征开始出现。

3．青春期 自月经初潮至生殖器官逐渐发育成熟的时期为青春期。月经初潮是青春期的标志，此期体格显著发育。

4．性成熟期 卵巢功能成熟并有性激素分泌及周期性排卵的时期为性成熟期，也称生育期。自 18 岁左右开始，持续约 30 年。具有旺盛的生殖功能。

5．围绝经期 可始于 40 岁，历时长短不一，包括绝经前期、绝经和绝经后期。此期卵巢功能逐渐减退，卵泡不能发育成熟及排卵，导致月经不规律，生殖器官逐渐萎缩。女性生命中最后一次月经称自然绝经，一般发生在44～54岁。

6．绝经后期 指绝经后的生命时期。一般为60岁后的妇女，其机体逐渐老化进入老年期，此期卵巢功能完全衰竭，易发生代谢紊乱。

（五）卵巢的周期性变化及内分泌功能★★★★

1．卵巢的周期性变化 表现为卵泡的发育与成熟、排卵、黄体形成和黄体退化4个阶段。

（1）卵泡的发育与成熟：近青春期，卵巢中原始卵泡开始发育，形成生长卵泡，每个月经周期一般只有一个卵泡发育成熟，称为成熟卵泡，其直径可达15～20mm。

（2）排卵：发育成熟的卵泡接近卵巢表面并向外突出，表面细胞变薄、破裂，出现排卵。排卵的时间一般为下次月经来潮前的14d左右，两侧卵巢交替排卵，或一侧卵巢持续排卵。

（3）黄体形成：排卵后，卵泡壁塌陷，卵泡膜血管破裂，血液流入腔内，卵泡壁破口被封闭，形成血体。残留的颗粒细胞变大，形成颗粒黄体细胞，此时血体变成黄体。

（4）黄体退化：若卵子未受精，排卵后9～10d黄体开始萎缩，血管减少，黄色减退，细胞变性。黄体萎缩后月经来潮，卵巢中又有新的卵泡发育，开始新的周期，萎缩的黄体最后变成白体。

2．卵巢功能 是产生卵子并排卵（即生殖功能）和分泌女性激素（即内分泌功能）。

3．卵巢激素的生理功能 卵巢主要合成及分泌的激素有雌激素、孕激素和少量雄激素。

（1）雌激素

1）促进卵泡发育。

2）促进子宫发育；促进子宫平滑肌细胞增生，提高子宫平滑肌对缩宫素的敏感性；对子宫内膜有增生作用；使宫颈口松弛，宫颈黏液分泌增多，变稀薄，易拉成丝状。

3）促进输卵管发育；加强输卵管节律性收缩，利于受精卵的运行。

4）促进阴道上皮增生和角化。

5）使乳腺管增生，乳头、乳晕着色；促进第二性征的发育，降低总胆固醇。

6）通过对下丘脑的正负反馈调节，控制垂体促性腺激素的分泌。

7）促进钠、水潴留；促进肝脏高密度脂蛋白合成，抑制低密度脂蛋白合成；降低循环胆固醇水平；维持和促进骨基质代谢。

（2）孕激素

1）使子宫肌肉松弛；降低子宫对缩宫素的敏感性，利于受精卵在子宫腔内生长发育；使增生期子宫内膜转化为分泌期内膜；抑制宫颈内膜的黏液分泌，性状变黏稠。

2）减低输卵管的收缩；抑制内膜上皮的生成；减少黏液分泌，调节孕卵运行。

3）使阴道上皮脱落加快。

4）通过对下丘脑的负反馈作用，抑制垂体促性腺激素的分泌。

5）使乳腺腺泡和乳腺小叶增生发育。

6）促进水、钠的排泄。

7）使排卵后基础体温升高 0.3～0.5℃。

（3）雄激素

1）雄激素是合成雌激素的前体。

2）维持女性正常生育功能；维持第二性征，促进阴毛和腋毛的生长。

3）促进蛋白质的合成；促进肌肉和骨骼的发育，在青春期后可导致骨骺闭合；促进红细胞生成，促进血红蛋白及骨髓的红细胞增生。

（六）子宫内膜的周期性变化及月经周期的调节★★★★

1．子宫内膜的周期性变化

（1）增生期：月经周期的第5～14d。

（2）分泌期：月经周期的第15～28d。

（3）月经期：月经周期的第1～4d。

2．月经的周期性调节　是通过下丘脑－垂体－卵巢轴实现的。

3．月经的临床表现　月经第一次来潮称月经初潮。初潮年龄多在13～14岁之间。初潮的早晚受气候、体质、营养影响。两次月经第1d的间隔时间称为一个月经周期，一般为28～30d。正常月经持续2～7d，一般3～5d。月经量30～50ml。月经血呈暗红色，主要为血液，尚有子宫内膜碎片、宫颈黏液及脱落的阴道上皮细胞。其主要特点是不凝固，在出血多的情况下出现血凝块。

第二节　妊娠期妇女的护理

妊娠期一般为280d左右即40孕周。

一、妊娠生理

（一）胎儿附属物的形成与功能★★★★

胎儿附属物是指胎儿以外的组织，包括胎盘、胎膜、脐带和羊水。

1．胎盘的形成、结构与功能

（1）胎盘的形成：胎盘由羊膜、叶状绒毛膜和底蜕膜组成。

（2）胎盘的结构：妊娠足月胎盘呈圆形或椭圆形盘状，重 450～650g，胎盘分为子面与母面。

（3）胎盘的功能

1）气体交换。

2）营养物质供应。

3）排出胎儿代谢产物。

4）防御功能：母血中的免疫物质如 IgG 可以通过胎盘，使胎儿得到抗体，对胎儿起保护作用。胎盘的屏障功能很有限，各种病毒可通过胎盘侵袭胎儿。

5）合成功能：胎盘能合成数种激素和酶。①绒毛膜促性腺激素（HCG）；②胎盘生乳素（HPL）；③雌激素和孕激素；④酶。

2．胎膜　胎膜由绒毛膜和羊膜组成。

3．脐带　妊娠足月胎儿的脐带长约 30～70cm，内有一条管腔较大、管壁较薄的脐静脉和两条管腔较小、管壁较厚的脐动脉。胎儿通过脐带血液循环与母体进行营养和代谢物质的交换。

4．羊水　羊水为充满于羊膜囊内的液体。正常足月妊娠羊水量约为 1000ml。羊水的功能：①保护胎儿在羊水中自由活动，防止胎体畸形及胎肢粘连；保持羊膜腔内恒温；有利于胎儿体液平衡；在第一产程初期，羊水直接受宫缩压力能使压力均匀分布，避免胎儿局部受压。②保护母体：临产后，前羊水囊扩张子宫颈口及阴道；破膜后羊水冲洗阴道可减少感染发生的机会。

（三）胎儿发育及生理特点★★

1．胎儿发育 在妊娠8周前称胚胎；从妊娠第9周起称胎儿。

妊娠28周末：皮下脂肪沉积不多，皮肤粉红色。可以有呼吸运动，但肺泡Ⅱ型细胞产生的表面活性物质含量较少。此期出生者易患特发性呼吸窘迫综合征。

妊娠40周末：胎儿已成熟，身长约50cm，体重约3000g或以上。体形外观丰满，皮肤粉红色男性胎儿睾丸已降至阴囊内，女性胎儿大小阴唇发育良好。

2．胎儿的生理特点 胎儿循环、营养供给和代谢产物排出均需由脐血管经过胎盘、母体来完成。

二、妊娠期母体变化

（一）生理变化★★★★

1．生殖系统

（1）子宫

1）子宫体：明显增大变软，妊娠晚期子宫多呈不同程度的右旋。

2）子宫峡部：是子宫体与子宫颈之间最狭窄的部分，非孕时长约1cm，孕12周起逐步伸展拉长变薄，成为子宫腔的一部分，形成子宫下段，临产时其长度可达7～10cm。

3）子宫颈：孕期子宫颈血管增多伴水肿，外观肥大，呈紫蓝色。宫颈管腺体因受孕激素影响分泌增多，形成黏稠的黏液塞，有防止细菌入侵的作用。

（2）阴道：妊娠时阴道黏膜着色、增厚、皱襞增多，结缔组织变松软，伸展性增加。阴道分泌物增多成糊状。

（3）外阴：妊娠期外阴部充血，皮肤增厚，大小阴唇色素沉着，大阴唇内血管增多及结缔组织变松软，故伸展性增加。

（4）卵巢：妊娠期略增大，停止排卵。一侧卵巢可见妊娠黄体，妊娠黄体于妊娠10周前产生雌激素及孕激素，以维持妊娠，于妊娠10周后由胎盘取代。

（5）输卵管：妊娠期输卵管伸长，但肌层无明显增厚。

2．乳房　妊娠早期开始增大，充血明显。孕妇自觉乳房发胀，乳头增大、变黑，易勃起。乳晕变黑，乳晕上的皮脂腺肥大形成散在的结节状小隆起，称蒙氏结节。妊娠末期，尤其在接近分娩期挤压乳房时，可有数滴稀薄黄色液体溢出称初乳。

3．循环及血液系统　循环血容量于妊娠6周起开始增加，至妊娠32～34周达高峰，约增加30%～45%，平均约增加1500ml，维持此水平直至分娩。血浆增加多于红细胞增加，血浆约增加1000ml，红细胞约增加500ml，使血液稀释，出现妊娠生理性贫血。

心排出量约自妊娠10周开始增加，至妊娠32～34周达高峰，维持此水平直至分娩。临产后，特别在第二产程期间，心排出量显著增加。

妊娠期血液处于高凝状态，对预防产后出血有利，血小板数无明显改变。

三、妊娠诊断

妊娠12周末以前称早期妊娠，第13～27周末称中期妊娠；第28周及其后称晚期妊娠。

（一）早期妊娠诊断★★★★

1. 临床表现

（1）停经：停经是妊娠最早、最重要的症状。

（2）早孕反应：早孕反应多于妊娠12周左右自行消失。

（3）尿频：妊娠早期因增大的子宫压迫膀胱而引起，至妊娠12周左右，增大的子宫进入腹腔，尿频症状自然消失。

2. 辅助检查

（1）妊娠试验：免疫学方法测定受检者血或尿中HCG含量，协助诊断早期妊娠。

（2）超声检查：是检查早期妊娠快速准确的方法。

（3）黄体酮试验：利用孕激素在体内突然撤退能引起子宫出血的原理，对月经过期可疑早孕妇女，每日肌内注射黄体酮20mg，连用3～5d，若停药后超过7d仍未出现阴道流血，则早期妊娠的可能性很大。

（4）基础体温测定：双相型体温的妇女，停经后高温相持续18d不见下降者，早期妊娠的可能性大。高温相持续3周以上，早孕的可能性更大。

（二）中晚期妊娠的诊断★★★★★

临床表现

（1）有早期妊娠经过，且子宫明显增大，可感觉胎动，触及胎体，听诊有胎心音，容易确诊。

（2）子宫增大：子宫随妊娠进展逐渐增大。手测子宫底高度或尺测耻上子宫高度，可以判断子宫大小与妊娠周数是否相符。增长过速或过缓均可能为异常。

（3）胎动：胎儿在子宫内冲击子宫壁的活动称胎动，孕妇于妊娠18～20周时开始自觉胎动，胎动每小时约 3～5 次。

（4）胎心音：妊娠 18～20 周用胎心听筒在孕妇腹壁上可听到胎心音，呈双音，第一音和第二音相接近，似钟表“滴答”声，速度较快，每分钟 120～160 次。

四、胎产式、胎先露、胎方位

由于胎儿在子宫内的位置和姿势不同，因此有不同的胎产式、胎先露和胎方位。

1．胎产式 胎儿身体纵轴与母体身体纵轴之间的关系称胎产式。两轴平行者称纵产式。两轴垂直者称横产式。两轴交叉者称斜产式。

2．胎先露 最先进入骨盆入口的胎儿部分称胎先露，纵产式有头先露、臀先露，横产式有肩先露。头先露分枕先露、前囟先露、额先露和面先露。枕先露是最常见的胎先露。偶见头先露或臀先露与胎手或胎臀同时入盆，称复合先露。

3．胎方位 胎儿先露部的指示点与母体骨盆的关系称胎方位，简称胎位。枕先露以枕骨，面先露以颏骨，臀先露以骶骨，肩先露以肩胛骨为指示点。

五、产前检查★★★★★

产前检查从确诊早孕开始，妊娠 28 周前每 4 周检查一次，妊娠 28 周后每 2 周查一次，妊娠 36 周后每周查一次。凡属高危妊娠者，应酌情增加产前检查次数。

1. 预产期推算 了解末次月经（LMP）的日期可以推算预产期（EDC）。计算方法为：末次月经第 1d 起，月份减 3 或加 9，日期加 7。如为阴历，月份仍减 3 或加 9，日期加 15。实际分娩日期与推算的预产期可以相差1～2周。

2. 产科检查

（1）腹部检查：排尿后，孕妇仰卧于检查床上，头部稍抬高，双腿略屈曲分开，放松腹肌。检查者站在孕妇右侧。

1）视诊：注意腹形及大小，腹部有无妊娠纹、手术瘢痕和水肿。

2）触诊：用四步触诊法检查子宫大小、胎产式、胎先露、胎方位及先露是否衔接。

3）听诊：胎心音在靠近胎背侧上方的孕妇腹壁上听得最清楚。枕先露时，胎心音在脐下方右或左侧；臀先露时，胎心音在脐上方右或左侧；肩先露时，胎心音在脐部下方听得最清楚。

（2）骨盆测量分为骨盆外测量和骨盆内测量两种。

1）骨盆外测量：①坐骨结节间径：又称出口横径，正常值为8.5～9.5cm；②耻骨弓角度：正常为90°。

2）骨盆内测量：常用径线有：①骶耻内径：也称对角径。正常值为12.5～13cm。②坐骨棘间径：测量两侧坐骨棘间的距离。正常值约为10cm。③骶耻外径：正常值为18～20cm。此径线可间接推测骨盆入口前后径长短，是骨盆外测量中最重要的径线。

六、妊娠期常见症状及其护理

（一）临床表现

1. 恶心、呕吐

2. 尿频、尿急、白带增多

3. 下肢水肿及下肢、外阴静脉曲张

4. 便秘

5. 腰背痛

6. 下肢肌肉痉挛

7. 仰卧位低血压综合征 于妊娠末期，孕妇若较长时间取仰卧姿势，由于增大的妊娠子宫压迫下腔静脉，使回心血量及心排出量骤然减少，出现低血压。

8. 贫血

（二）护理措施★★★★

常见症状的护理

（1）恶心、呕吐：应避免空腹，少量多餐；食用清淡食物；给予精神鼓励和支持。妊娠剧吐需住院治疗。

（2）尿频、尿急：不必处理，此现象产后可逐渐消失。

（3）白带增多：嘱孕妇保持外阴部清洁。

（4）水肿：嘱孕妇左侧卧位，下肢垫高 15°，避免长时间地站或坐，以免加重水肿的发生。长时间站立的孕妇，则两侧下肢轮流休息，收缩下肢肌肉，以利血液回流。适当限制孕妇对盐的摄入，但不必限制水分。

（5）下肢及外阴静脉曲张：孕妇应避免两腿交叉或长时间站立、行走，并注意时常抬高下肢。

（6）便秘：应养成每日定时排便的良好习惯，大便通畅，不可随便使用大便软化剂或轻泻剂。

（7）腰背痛：指导孕妇穿低跟鞋，在俯拾或抬举物品时，保持上身直立，弯曲膝部，用两下肢的力量抬起。

（8）下肢肌肉痉挛：遵医嘱口服钙剂。

（9）仰卧位低血压综合征：此时若改为左侧卧位，使下腔静脉血流通畅，血压迅速恢复正常。

（10）失眠：每日坚持户外活动，如散步。睡前用梳子梳头，温水洗脚，或喝热牛奶等方式均有助于入眠。

（11）贫血：应适当增加含铁食物的摄入，如动物肝脏、瘦肉等。如病情需要补充铁剂，应在餐后 20min 服用，以减轻对胃肠道的刺激。

第三节　分娩期妇女的护理

妊娠满 28 周及以后，胎儿及其附属物由母体产道娩出的过程，称为分娩。妊娠满 37 周至不满 42 足周（259～293d）间分娩，称为足月产。妊娠满 28 周至不满 37 足周（196～258d）间分娩，称为早产。妊娠满 42 周以上（294d 及以上）分娩，称为过期产。

一、影响分娩的因素

影响正常分娩的因素包括产力、产道、胎儿和精神心理因素。

（一）产力

是指将胎儿及其附属物从子宫内逼出的力量。产力包括子宫收缩力（简称宫缩）、腹肌及膈肌收缩力（统称腹压）和肛提肌收缩力。

1．子宫收缩力　分娩时子宫肌产生规律性收缩称宫缩，是临产后的主要动力。宫缩能使宫颈管缩短直至消失，子宫颈口扩张，胎先露下降及胎盘娩出。临产后正常的子宫收缩具有三个特点。

（1）节律性：宫缩具有节律性是临产的重要标志

之一。正常宫缩是子宫体部不随意、有规律的阵发性收缩。

（2）对称性和极性：正常宫缩每次开始于左右两侧宫角，以微波形式迅速向子宫底部集中，然后再向子宫下段扩散，引起协调一致的宫缩，称为子宫收缩的对称性。

子宫底部收缩力最强、最持久，向下则逐渐减弱、变短，宫缩的这种下行性梯度称为宫缩的极性。

（3）缩复作用：每次宫缩时，子宫肌纤维缩短变宽，宫缩后肌纤维虽又重新松弛，但不能完全恢复到原来长度，经过反复收缩，肌纤维越来越短，此现象称为缩复作用。

2．腹肌及膈肌收缩力

3．肛提肌收缩力

（二）产道

产道是胎儿娩出的通道，分骨产道及软产道两部分。

1．骨产道

（1）骨盆各平面及其径线骨盆腔分为 3 个骨盆平面。以入口前后径、中骨盆横径及出口横径为主。

（2）骨盆轴及骨盆倾斜度

1）骨盆轴和产轴：为连接骨盆各假想平面中点的曲线称为骨盆轴。分娩时，胎儿沿此轴完成分娩机制。

2）骨盆倾斜度：当妇女直立时，骨盆入口平面与地平面所形成的角度，称为骨盆倾斜度。一般为 60°，若骨盆倾斜度过大，影响胎头衔接和娩出。

2．软产道　软产道是由子宫下段、子宫颈、阴道和骨盆底软组织构成的弯曲管道。

（1）子宫下段的形成：由非孕期时长约 1cm 的子宫峡部伸展形成。

（2）子宫颈的变化。

1）宫颈管消失

2）宫颈口扩张

（三）胎儿

1．胎儿大小

（1）胎头颅骨：胎头颅骨由顶骨、额骨、左右两块颞骨及枕骨构成。颅骨间的缝隙称为颅缝，两颅缝交界处空隙较大称为囟门。胎头前部菱形的称为前囟，前囟也称为大囟门。后部三角形的称为后囟，后囟也称为小囟门。

（2）胎头径线

1）双顶径：为两顶骨隆突间的距离，是胎头最大横径，临床以 B 型超声测此值判断胎儿大小。一般足月妊娠时平均值约为 9.3cm。

2）枕额径：又称前后径。为鼻根至枕骨隆突的距离，胎头以此径衔接，妊娠足月时平均为 11.3cm。

3）枕下前囟径：妊娠足月时平均值约为 9.5cm，胎头俯屈后以此径通过产道。

4）枕颏径：妊娠足月时平均值约为 13.3cm。

2．胎位　胎体纵轴与骨盆轴相一致，容易通过产道。矢状缝和囟门是确定胎位的重要标记。

3．胎儿畸形　当胎儿某一部分发育不正常，如脑积水、连体儿等，由于胎头或胎体过大，通过产道发生困难。

二、正常分娩妇女的护理

（一）枕先露的分娩机制

分娩机制是指胎儿先露部为适应骨盆各平面的不同形态，被动地进行一系列适应性转动，以其最小径线通过产道的全过程。临床上枕先露占 95.55%～97.55%，以枕左前位最多见。

1．衔接 指胎头双顶径进入骨盆入口平面，胎头颅骨最低点接近或达到坐骨棘水平，称为衔接（入盆）。衔接时胎头以枕额径入盆。

2．下降 是指胎头沿骨盆轴前进的动作。临床上以观察胎头下降的程度，作为判断产程进展的重要标志，贯穿于整个分娩。

3．俯屈 胎头下颌接近胸部，由胎头衔接时的枕额径变为枕下前囟径，以适应产道的最小径线，有利于胎头继续下降。

4．内旋转

5．仰伸

6．复位及外旋转

7．胎儿娩出

（二）先兆临产

出现预示不久将临产的症状称为先兆临产。

1．不规律的子宫收缩

2．胎儿下降感

3．见红 为分娩先兆。正式临产前 1～2d，阴道内流出少量血性黏液或血性白带，称为见红。

（三）临产诊断

有规律且逐渐增强的子宫收缩，持续 30s 或以上，间歇时间 5～6min 左右，同时伴有进行性子宫颈管消失、宫口扩张和胎先露部下降。

（四）产程分期

分娩的全过程是从规律性宫缩开始至胎儿胎盘娩出，称为总产程。

1．第一产程（宫颈扩张期） 从有规律宫缩开始至宫口开全。初产妇约需 11～12h，经产妇 6～8h。

2．第二产程（胎儿娩出期） 从宫颈口开全到胎儿娩出。初产妇需 1～2h。经产妇约需几分钟至 1h。

3．第三产程（胎盘娩出期） 从胎儿娩出到胎盘娩出。约需 5～15min，一般不超过 30min。

（五）产程护理

1．第一产程妇女的观察和护理★★★★★

（1）临床表现

1）规律宫缩：产程开始时，宫缩持续时间较短（约 30s），间歇期较长（5～6min）。随着产程进展，持续时间延长（50～60s），且强度不断增加，间歇期逐渐缩短（2～3min）。当宫口近开全时，宫缩持续时间可长达 1min 或以上，间歇期仅为 1min 或稍长。

2）宫颈扩张：阴道检查或肛门检查可以确定宫口扩张程度。第一产程又分为潜伏期和活跃期。潜伏期是指从临产出现规律宫缩至子宫颈扩张 3cm，约需 8h，超过 16h 称为潜伏期延长。活跃期是指从宫颈扩张 3cm 至宫口开全 10cm，约需 4h，超过 8h 称为活跃期延长。

3）胎头下降程度：是决定能否经阴道分娩的重要观察项目。行阴道检查或肛门检查，以明确胎头颅骨最低点的位置，并能协助判断胎位。

4）胎膜破裂：随着产程的进展，宫缩逐渐加强，子宫羊膜腔内压力更高，当羊膜腔内压力增加到一定程度时，胎膜自然破裂，称为破膜。破膜多发生于宫口近开全时。

（2）护理措施

待产妇于临产后入院，当发生特殊情况如胎膜早破、阴道流血量多等，应紧急入院。

1）待产环境应安静，室内空气新鲜，温湿度适宜。

2）医护人员应介绍产房环境，加强沟通，消除待产妇紧张的情绪。

3）监测生命体征及行胎儿监护。

4）宫缩不强且未破膜的待产妇可在室内走动，可有助于加速产程进展。但有合并症的待产妇，如阴道流血多，头晕、眼花等自觉症状，应卧床取左侧卧位。

5）破膜后应立即卧床，听胎心音，记录破膜时间，羊水量及性状。

6）鼓励待产妇少量多次进食，吃高热量、易消化的食物，并注意补充水分，以保证精力和体力充沛。

7）预防尿潴留，临产后应每 2～4h 排尿 1 次，以防止膀胱过胀影响胎先露下降及子宫收缩，延长产程。

8）协助待产妇做好生活护理。破膜的待产妇，应由护士冲洗外阴 3 次 / 日，保持外阴清洁。

2．第二产程妇女的观察和护理

（1）临床表现：宫缩持续时间长，间歇时间短，产力最强。

（2）护理措施

1）产房准备：备有母婴的抢救设备和药品，要求以上物品齐全，功能完好，并且要有经过新生儿窒息复苏培训的医护人员在场。

2）指导待产妇正确使用腹压：第二产程虽然时间短，但发生异常情况的可能性相对较多。应严密观察待产妇的一般情况，测血压，应勤听胎心，每 5～10min 听 1 次。指导待产妇在宫缩时屏气用力，增加腹压，将胎儿娩出，是第二产程的首要护理目标。待产妇一般采取半坐卧位，在宫缩间歇时，待产妇应尽量放松，安静休息。

3）胎儿监护：有条件时可使用胎心监护仪。

4）消毒外阴：先用温水洗去外阴部的血迹、黏液，然后进行两遍外阴清洁和一遍消毒。

5）接生准备：备好新生儿睡篮，打开热辐射开放暖箱，开启产包，备好无菌生理盐水，新生儿吸痰器，如为初产妇应准备会阴侧切包及局麻药品。

6）胎头娩出：会阴过紧或胎头过大，估计分娩时会阴撕裂不可避免者，或母儿有病理情况急需结束分娩者，应行会阴切开术。

7）脐带处理：用无菌纱布擦净脐根周围后，用 2.5%碘酒及 75%乙醇消毒脐带，进行脐带结扎，注意用力适当，扎紧，以防脐带出血。用 20%高锰酸钾或 3%碘酒均匀涂擦脐带断端，注意高锰酸钾不可触及新生儿皮肤，以免皮肤烧伤。以脐纱包好，脐带卷固定。

3．第三产程妇女的观察及护理

（1）临床表现

1）胎盘剥离

胎盘剥离征象：子宫体变硬呈球形，子宫底升高达脐上；阴道突然流出大量血液；阴道口外露的一段脐带自行延长；用手掌尺侧在产妇耻骨联合上方轻压子宫下段，子宫体上升而外露的脐带不再回缩。

2）胎儿娩出后，子宫底降至平脐，宫缩暂停，几分钟后又重新出现。

（2）护理措施

1）协助胎盘娩出：当确定胎盘完整剥离时，应在宫缩时用左手握住宫底轻压子宫，产妇稍向下用力，同时右手轻轻牵拉脐带，协助胎盘娩出。助产士切忌在胎盘尚未完全剥离之前，用手按揉、下压宫底或牵拉脐带，以免引起胎盘部分剥离而出血或拉断脐带，甚至造成子宫内翻。胎盘娩出后，按摩子宫减少出血。

2）检查胎盘胎膜：若发现有残留，应在无菌操作下手入宫腔取出残留组织。

3）检查软产道：如有裂伤，应立即缝合。缝合前应用无菌生理盐水冲洗伤口，预防伤口感染。

4）预防产后出血：胎儿娩出后，遵医嘱使用缩宫素。

5）新生儿即时护理：新生儿娩出后，采用阿普加（Apgar）评分法判断新生儿有无窒息或窒息的程度。以出生后 1min 时的心率、呼吸、肌张力、喉反射及皮肤颜色五项体征为依据，每项 0～2 分，满分 10 分。8～10 分为正常新生儿。4～7 分为轻度窒息，0～3 分为重度窒息。

①新生儿保暖：新生儿出生后，应立即给予保暖。在辐射开放台上进行新生儿擦拭。

②早开奶：在出生 1h 内，若新生儿无异常情况，将新生儿裸体放置于母亲的胸前进行皮肤接触 30min。通过新生儿吸吮母亲的乳房，可促使母乳及早分泌及预防产后出血，同时也建立了母婴情感的交流。

③眼睛护理：出生后用眼药水滴双眼，以预防经过产道时新生儿眼睛受感染。

④新生儿测量体重、身长，右手腕系上写有母亲姓名和病历号的手腕条，将婴儿右脚底纹和母亲拇指印印在婴儿病历上。

6）产后即时护理：分娩后继续在产房内观察 2h。因为此阶段产妇易发生并发症，最常见的是产后出血。

第四节　产褥期妇女的护理

学员答疑邮箱：zhiyeyishi@yahoo.cn

从胎盘娩出至产妇除乳腺外全身各器官恢复至非孕期状态的一段时期称为产褥期，一般为 6 周。

一、产褥期母体变化

1．生殖系统

（1）子宫：自胎盘娩出后的子宫状态逐渐恢复至非孕状态的过程，称为子宫复旧。

1）子宫体肌纤维的缩复：产后第 1d 子宫底平脐，以后每日下降 1～2cm。产后 1 周，在耻骨联合上可扪到子宫底约妊娠 12 周大小，产后 10d，子宫降至骨盆腔内，腹部检查测不到子宫底，产后 6 周恢复到正常未孕期大小。

2）子宫内膜的再生：约产后 3 周，除胎盘附着面外，子宫腔内膜基本完成修复。

3)子宫颈：产后 4 周时子宫颈完全恢复正常状态。

（2)阴道及外阴：产褥期阴道壁肌张力逐渐恢复，黏膜皱襞在产后 3 周左右开始复现。

（3）盆底组织：盆底肌肉及筋膜常因分娩时可出现部分肌纤维断裂。

2．内分泌系统 不哺乳产妇一般于产后 6～10 周恢复月经，哺乳产妇因泌乳素的分泌可抑制排卵，月经复潮延迟，平均在产后 4～6 个月恢复排卵。

3．乳房 主要是泌乳。初乳是指产后 7d 内分泌的乳汁，初乳易于消化吸收，有防御感染及利于排出胎粪的作用。一般产后 7d，乳房开始分泌过渡乳。产后 14d 以后乳房分泌成熟乳，呈白色。母乳是婴儿理想的天然食品。

4．腹壁 腹壁紧张度需在产后 6～8 周恢复。原有的紫红色妊娠纹变为白色，成为永久性的白色妊娠纹。

5．血液及循环系统 血容量于分娩后 2～3 周可恢复至未孕状态。

二、产褥期妇女的护理

（一）临床表现

1．体温、脉搏、呼吸、血压 产后体温一般正常。有些产妇产后 24h 内体温略有升高，但一般不超过 38℃。未母乳喂养的产妇或未做到及时有效的母乳喂养，通常于产后 3～4d 因乳房血管、淋巴管极度充盈可有发热，称为泌乳热，体温高达 38.5～39℃，一般仅持续数小时，最多不超过 16h，体温即下降，不属病态。产后脉搏约 60～70 次 / 分。

2．褥汗 产褥早期皮肤排泄功能旺盛，出汗多，尤其以夜间睡眠和初醒时更明显，一般 1 周内可自行好转，不属病态。

3．产后宫缩痛 产褥早期因子宫收缩，常引起阵发性的腹部剧烈疼痛，尤其是经产妇更为明显，称为产后宫缩痛，一般持续 2～3d 后会自行消失。

4．子宫复旧 胎盘娩出后，子宫收缩变得圆而硬，宫底在脐下一横指。产后10d子宫降入骨盆腔内。

5．会阴 产后会阴可有轻度水肿，一般于产后2～3d自行消退，若有会阴侧切伤口或撕裂修补者，会阴处常有疼痛。

6．恶露

（1）血性恶露：持续3～4d，子宫出血量逐渐减少，浆液增加，转变为浆液恶露。

（2）浆液恶露：持续10d左右，浆液逐渐减少，白细胞增多，变为白色恶露。

（3）白色恶露：持续3周干净。

正常恶露有血腥味，但无臭味，持续4～6周，总量约250～500ml，个体差异较大。

（二）护理措施★★

1．一般护理

（1）个人卫生：产褥期应每天梳头刷牙，要勤用热水擦身或淋浴，勤换衣裤、会阴垫及床单等。

（2）生命体征：产后24h内应密切观察血压、脉搏、体温、呼吸的变化。若产妇脉率增快明显，应注意血压、子宫收缩、阴道出血量、会阴或腹部伤口情况，以便及时发现产后出血及其他变化。体温≥38℃应及时通知医生。

2．生殖器官的观察与护理

（1）子宫收缩：产后2h内，易发生产后出血。应严密观察宫缩及恶露情况，每15～30min检查1次。

（2）恶露：包括量、色和气味的变化。

（3）会阴护理：每日用0.02%碘伏液冲洗外阴两次，垫消毒会阴垫。冲洗外阴时，观察伤口情况，水肿严重者局部可用 50%硫酸镁湿热敷，每日 2～3 次，每次 20min。

3．尿潴留和便秘 因充盈的膀胱可影响子宫收缩，故产后 4～6h 应排尿。如有尿潴留，应积极处理。

三、母乳喂养

（一）母乳喂养的优点

1．对婴儿有益

（1）提供营养及促进发育：母乳中所含营养物质最适合婴儿的消化吸收。

（2）提高免疫功能：有较强的抗感染作用。

（3）有利于牙齿的发育和保护：吸吮时的肌肉运动有助于面部正常发育。

（4）初乳具有轻泻的作用，可减轻新生儿黄疸的发生。

（5）母乳喂养可增进母子感情。

2．对母亲有益

（1）促进子宫收缩，预防产后出血。

（2）可减低母亲患乳腺癌、卵巢癌的发病率。

（3）延长排卵时间。

3．喂养方便 母乳温度适宜，无污染，喂养方便，可减少家庭经济上的开支。

（二）母乳喂养指导★★★★

1．纯母乳喂养与母婴同室

（1）纯母乳喂养指婴儿从出生至产后 6 个月，除给母乳外不给婴儿其他食品及饮料，包括水，称为纯母乳喂养。

（2）母婴同室指产后母婴 24h 在一起，母婴分离不应超过 1h。

2．乳房肿胀的护理

如果婴儿能吸吮应采取正确的含接姿势频繁喂养，若因乳房过度肿胀，婴儿无法吸吮时应将乳汁挤出喂哺婴儿，挤奶前先刺激射乳反射。可采用热敷、按摩、拍打等方法。

第五节　流产病人的护理

凡妊娠不足28周、胎儿体重不足1000g而终止者，称为流产。发生于妊娠12周以前者称早期流产，发生在妊娠12周至不足28周者称晚期流产。自然流产的发生率占全部妊娠的15%左右，多数为早期流产。

一、临床表现

停经、腹痛及阴道出血是流产的主要临床症状。

1．先兆流产　表现为停经后少量阴道流血，量比月经少，有时伴有轻微下腹痛和腰痛。子宫大小与停经周数相符，宫颈口未开，胎膜未破，妊娠产物未排出。

2．难免流产　表现为阴道流血量增多，阵发性腹痛加重。妇科检查：子宫大小与停经周数相符或略小，宫颈口已扩张，但组织尚未排出；晚期难免流产还可有羊水流出，或见胚胎组织或胎囊堵于宫口。

3．不全流产　妊娠产物已部分排出体外，尚有部分残留于宫内，阴道出血可持续不止，严重时引起出血性休克，下腹痛减轻。妇科检查：一般子宫小于停经周数，宫颈口已扩张，不断有血液自宫颈口内流出，有时尚可见胎盘组织堵塞宫颈口，或部分妊娠产物已排出于阴道内，而部分仍留在宫腔内，有时宫颈口已关闭。

4．完全流产 妊娠产物已完全排出，阴道出血逐渐停止，腹痛逐渐消失。妇科检查：子宫接近未孕大小或略大，宫颈口已关闭。

5．稽留流产 指胚胎或胎儿已死亡，滞留在宫腔内尚未自然排出者。

6．习惯性流产 指自然流产连续发生 3 次或 3 次以上者。每次流产多发生于同一妊娠月份。

二、治疗原则

（1）先兆流产处理原则是卧床休息，禁止性生活；减少刺激；必要时给予对胎儿危害小的镇静剂；对于黄体功能不足的孕妇，每日肌注黄体酮保胎；并注意及时进行超声检查，了解胚胎发育情况。

（2）难免流产一旦确诊，尽早使胚胎及胎盘完全排出。

（3）不全流产一经确诊，应行吸宫术或钳刮术以清除宫腔内残留组织。

（4）完全流产如无感染征象，一般不需特殊处理。

（5）稽留流产应及时促使胎儿和胎盘排出。处理前应作凝血功能检查。

（6）习惯性流产以预防为主，在受孕前，对男女双方均应进行详细检查。

三、健康教育★★★★

（1）让孕妇及家属对流产有正确的认识，指导下一次妊娠。

（2）早期妊娠时应避免性生活，禁重体力劳动，预防流产的发生。

（3）有习惯性流产史的孕妇在下一次妊娠确诊后应卧床休息，加强营养，禁止性生活，补充维生素等，治疗期必须超过以往发生流产的妊娠月份。

（4）病因明确者，应积极接受对因治疗。宫颈内口松弛者应在未妊娠前作官颈内口松弛修补术，如已妊娠，则可在妊娠 14～16 周时行子宫内口缝扎术。

第六节　早产病人的护理

早产是指妊娠满28周至不满37足周之间分娩者。此时娩出的新生儿称早产儿，出生体重多小于2500g。

一、临床表现

主要是子宫收缩，最初为不规则宫缩，伴有少许阴道血性分泌物或出血，可发生胎膜早破，继之可发展为规律宫缩，以后进展与足月临产相似。诊断为早产临产的依据是妊娠晚期者子宫收缩规律（20min≥4次），伴以宫颈管消退≥75%以及进行性宫口扩张 2cm 以上。

二、护理措施★★★★

1. 预防早产　做好孕期保健，嘱孕妇保持心情平静。避免作诱发宫缩的活动。高危孕妇必须多左侧卧床休息，慎作肛查和阴道检查，积极治疗合并症，宫颈内口松弛者应于孕 14～16 周或更早些时间作子宫内口缝合术。

2．药物治疗 ①β肾上腺素受体激动剂：不良反应为心跳加快、血压下降、血糖增高、血钾降低、恶心、出汗、头痛等；②硫酸镁：关于硫酸镁的使用注意事项见妊娠期高血压疾病。

3．预防新生儿合并症 在保胎过程中，应行胎心监护，教会病人自己数胎动。在分娩前按医嘱给孕妇糖皮质激素等促胎肺成熟。

4．为分娩作准备 如早产已不可避免，应尽早决定合理分娩的方式，如臀位、横位，估计胎儿成熟度低，而产程又需较长时间者，可选用剖宫产术结束分娩；经阴道分娩者，应考虑尽可能缩短产程。同时，充分做好早产儿保暖和复苏的准备。

第七节 过期妊娠病人的护理

凡平时月经周期规律，妊娠达到或超过42周尚未分娩者称过期妊娠。

一、治疗原则

应根据胎盘功能、胎儿大小、宫颈成熟度等综合分析，选择恰当的分娩方式。可以试产，但应放宽剖宫产指征。以下情况发生时应立即终止妊娠：宫颈条件成熟；胎儿体重≥4000g或胎儿宫内生长受限；12h内胎动＜10次或胎心监护异常；尿E/C比值持续低值；羊水过少和（或）羊水粪染；并发重度子痫前期或子痫。

二、护理措施

1．一般护理 指导孕妇积极休息，鼓励营养摄入。同时核实预产期，并积极配合判断胎盘功能的检查和操作。

2．病情监测 进入产程后，鼓励产妇侧卧位，勤听胎心，密切监护胎心变化，注意破膜时间和羊水的性状。

3．配合治疗 对于宫颈条件成熟引产者，可在人工破膜后羊水清亮时，采取密切监护下经阴道分娩；若宫颈条件不成熟则促使宫颈成熟，若出现了胎盘功能减退征象或胎儿窘迫现象，应立即剖宫产结束分娩。积极做好各种手术操作的准备和抢救新生儿的准备工作。

第八节 妊娠期高血压疾病病人的护理

妊娠期高血压疾病是妊娠期特有的疾病。目前它是导致我国孕产妇死亡的第二位死因，基本的病理改变：全身小动脉痉挛。

一、临床表现及分类（表 7-1）

表 7-1 妊娠期高血压疾病分类

分类	临床表现
妊娠期高血压	BP≥140/90mmHg，妊娠期首次出现，并于产后12周恢复正常；尿蛋白（一）；病人可伴有上腹部不适或血小板减少，产后方可确诊
子痫前期	

表 7-1　妊娠期高血压疾病分类（续表）

轻度	妊娠20周后出现BP≥140/90mmHg，尿蛋白≥300mg/24h或（＋）。可伴有上腹不适、头痛等症状
重度	BP≥160/110mmHg；尿蛋白≥2.0g/24h或（＋＋）；血肌酐＞106μmol/L；血小板＜100×10^9/L；微血管病性溶血（血LDH升高）；血清ALT或AST升高；持续性头痛或其他脑神经或视觉障碍；持续性上腹不适
子痫	子痫前期孕妇抽搐不能用其他原因解释
慢性高血压并发子痫前期	高血压孕妇妊娠20周以前无尿蛋白，若出现尿蛋白≥300mg/24h；高血压孕妇孕20周前突然尿蛋白增加，血压进一步升高或血小板＜100×10^9/L
妊娠合并慢性高血压	BP≥140/90mmHg，孕前或孕20周以前或孕20周后首次诊断高血压并持续到产后12周

①通常正常妊娠、贫血及低蛋白血症均可发生水肿，水肿无特异性，因此不能作为诊断标准及分类依据。

②血压较基础血压升高 30/15mmHg，但低于 140/90mmHg 时，不作为诊断依据，需严密观察。

③重度子痫前期时血压升得更高，或有明显的尿蛋白，或肾、脑、肝和心血管系统等受累引起的临床症状，其临床症状和体征见表 7-2。

表 7-2　重度子痫前期的临床症状和体征

收缩压≥160～180mmHg，或舒张压≥110mmHg
24h尿蛋白＞5g
血清肌酐升高
少尿，24h＜500ml
肺水肿

表 7-2 重度子痫前期的临床症状和体征（续表）

微血管病性溶血
血小板减少
肝细胞功能障碍（血清转氨酶AST、ALT）升高
胎儿生长受限或羊水过少
症状提示显著的末梢器官受累（头痛、视觉障碍、上腹部或右上腹痛）

三、眼底检查

重度妊娠期高血压疾病时，眼底小动脉痉挛，动静脉比例可由正常的 2:3 变为 1:2，甚至 1:4 或出现视网膜水肿、渗出、出血，甚至视网膜剥离，一时性失明。

四、治疗原则

（一）妊娠期高血压

保证充足的睡眠，取左侧卧位，每天休息不少于 10h。

（二）子痫前期

治疗原则为休息、镇静、解痉、降压、合理扩容和必要时利尿、密切监测母胎状态、适时终止妊娠。

1．镇静 选用地西泮。

2．解痉药物 首选硫酸镁。

3．降压药物选择的原则 对胎儿无毒副作用，不影响心每搏量、肾血浆流量及子宫胎盘灌注量，不致血压急剧下降或下降过低。

（三）子痫的处理

子痫是最严重的阶段，是所致母儿死亡的最主要原因，应积极处理。

处理原则：控制抽搐，纠正缺氧和酸中毒，控制血压，抽搐控制后终止妊娠。

五、护理措施

（一）子痫前期、子痫期孕妇的护理

硫酸镁是目前治疗子痫前期和子痫期的首选解痉药物。

（1）用药方法：硫酸镁可采用肌内注射或静脉用药。①肌内注射，通常于用药2h后血液浓度达高峰。注射时应注意使用长针头行深部肌内注射，以缓解疼痛刺激，注射后用无菌棉球或创可贴盖针孔，防止注射部位感染，必要时可行局部按揉或热敷，促进肌肉组织对药物的吸收；②静脉用药：可行静脉滴注或推注。

（2）毒性反应：中毒现象首先表现为膝反射减弱或消失，随着血镁浓度的增加可出现全身肌张力减退及呼吸抑制，严重者心脏骤停。

（3）注意事项：由于钙离子可与镁离子争夺神经细胞上的同一受体，阻止镁离子的继续结合，因此应随时准备好10%的葡萄糖酸钙注射液，以便出现毒性作用时及时予以解毒。10%葡萄糖酸钙10ml在静脉推注时宜在3min以上推完，必要时可每小时重复1次，直至呼吸、排尿和神经抑制恢复正常，但24h内不超过8次。

（二）子痫病人的护理　子痫为最严重的阶段，直接关系到母儿安危。

（1）控制抽搐：硫酸镁为首选药物。

（2）专人护理，防止受伤：在子痫发生后，应立即保持病人的呼吸道通畅，并立即给氧，用开口器置于上、下磨牙间放置一缠好纱布的压舌板，用舌钳固定舌头以防咬伤唇舌或发生舌后坠。病人取头低侧卧位，以防黏液吸入呼吸道或舌头阻塞呼吸道，也可避免发生低血压综合征。必要时，用吸引器吸出喉部黏液或呕吐物，以免窒息。在病人昏迷或未完全清醒时，禁止给予一切饮食和口服药，防止误入呼吸道而致吸入性肺炎。

（3）减少刺激，以免诱发抽搐：病人应安置于单人暗室，保持绝对安静，空气流通，避免声、光刺激，一切治疗活动和护理操作尽量轻柔且相对集中，限制探视。

（4）严密监护：密切注意血压、脉搏、呼吸、体温及尿量（留置尿管）、记出入量。及时进行必要的血、尿检验和特殊检查，及早发现脑出血、肺水肿、急性肾衰竭等并发症。

（5）低流量吸氧，加强胎心监护：注意观察有无阴道出血及宫底上升，腹痛等。

（6）必要时终止妊娠：如经治疗病情得以控制仍未临产者，应在孕妇清醒后24～48h内引产，或子痫病人经药物控制后6～12h，需考虑终止妊娠。护士应做好终止妊娠的准备。

第九节　异位妊娠病人的护理

受精卵在子宫体腔外着床发育时，称为异位妊娠。在异位妊娠中，输卵管妊娠最为常见，也是妇产科常见急腹症之一。

一、病　因

1. 输卵管炎症　是最主要原因。

2．输卵管发育不良或功能异常

3．输卵管手术

二、临床表现

1．停经

2．腹痛 是就诊的主要症状。

3．阴道流血

4．晕厥与休克

5．腹部包块

三、辅助检查

1．腹部及盆腔检查 有宫颈抬举痛或摇摆痛，是输卵管妊娠的主要体征之一。

2．妊娠试验放免法 测血中 hCG 有助于诊断。

3．阴道后穹隆穿刺 后穹隆穿刺是一种简单可靠的诊断方法。

4．B 型超声 有助于诊断异位妊娠。

第十节 胎盘早剥病人的护理

妊娠 20 周后或分娩期，正常位置的胎盘在胎儿娩出前，部分或全部从子宫壁剥离，称为胎盘早期剥离，简称胎盘早剥。

一、病　因

1．血管病变

2．机械性因素

3．宫腔内压力骤然改变

4．子宫静脉压突然升高

二、临床表现

1．轻型　外出血为主，剥离面通常不超过胎盘的 1/3，多见于分娩期。主要症状是阴道大量出血，色暗红，伴轻微腹痛或无腹痛，贫血程度与出血量成正比。

2．重型　以内出血和混合性出血为主，剥离面超过胎盘面积的 1/3，同时有较大的胎盘后血肿，多见于重度妊高征。主要症状为突然发生的持续性腹部疼痛和（或）腰酸、腰背痛，程度与胎盘后积血多少呈正相关。严重时可出现休克征象。可无阴道流血或少量阴道流血及血性羊水，贫血程度与外出血量不符。腹部检查：子宫硬如板状，有压痛，子宫比妊娠周数大，宫底随胎盘后血肿增大而增高。若剥离面超过胎盘面积的 1/2，胎儿多因缺氧死亡。

三、治疗原则

1．纠正休克　病人入院时，情况危重、处于休克状态，应积极补充血容量，及时输入新鲜血，尽快改善病人状况。

2．终止妊娠　胎盘早剥一旦确诊，必须及时根据病情采取剖宫产或经阴道分娩终止妊娠。

第十一节　前置胎盘病人的护理

妊娠 28 周后，胎盘附着于子宫下段，甚至胎盘下缘达到或覆盖宫颈内口，其位置低于胎儿先露部，称为前置胎盘。前置胎盘是妊娠晚期严重并发症，也是妊娠晚期阴道流血最常见的原因。

一、病　因

可能与子宫内膜病变或损伤、胎盘异常、受精卵滋养层发育迟缓等因素有关。

二、临床表现及分类

妊娠晚期或临产时，发生无诱因、无痛性反复阴道流血是前置胎盘的主要症状，偶有发生于妊娠 20 周左右者。阴道流血时间的早晚、反复发作的次数、流血量的多少与前置胎盘的类型有关。

1．完全性前置胎盘　子宫颈内口全部为胎盘组织所覆盖，又称中央型前置胎盘。初次出血早，约在妊娠 28 周，反复出血次数频繁，量较多。

2．部分性前置胎盘　子宫颈内口部分为胎盘组织覆盖。出血情况介于完全性前置胎盘和边缘性前置胎盘之间。

3．边缘性前置胎盘　胎盘附着于子宫下段，边缘不超越子宫颈内口。初次出血发生较晚，多于妊娠 37～40 周或临产后，量较少。

三、治疗原则

治疗原则是：制止出血、纠正贫血和预防感染。

1．期待疗法　适用于妊娠不足 36 周或估计胎儿体重小于 2300g，阴道流血量不多，孕妇全身情况良好，胎儿存活者。

2．终止妊娠　适用于入院时出血性休克者，或期待疗法中发生大出血或出血量虽少，但妊娠已近足月或已临产者。剖宫产术是主要手段。阴道分娩适用于边缘性前置胎盘，胎先露为头位、临产后产程进展顺利并估计能在短时间内结束分娩者。

第十二节　羊水量异常病人的护理

一、羊水过多★

凡在妊娠任何时期内羊水量超过 2000ml 者，称为羊水过多。

护理措施

1. 一般护理　嘱卧床休息，指导孕妇摄取低钠饮食，减少增加腹压的活动。

2. 病情观察　观察孕妇的生命体征，定期测量宫高、腹围和体重。观察胎心、胎动及宫缩，及早发现胎儿宫内窘迫及早产征象。人工破膜时应密切观察胎心和宫缩，及时发现胎盘早剥和脐带脱垂的征象。产后应密切观察子宫收缩及阴道流血情况。

3. 配合治疗　放羊水时应防止速度过快、量过多，一次放羊水量不超过 1500ml，放羊水后腹部放置沙袋或加腹带包扎。注意无菌操作，防止感染，给予抗生素。

二、羊水过少

妊娠足月时羊水量少于 300ml 称为羊水过少。

临床表现

孕妇于胎动时感觉腹痛，检查时发现宫高、腹围小于同期正常妊娠孕妇，子宫的敏感度较高，临产后阵痛剧烈，宫缩不协调，宫口扩张缓慢，产程延长。羊水过少胎儿可发生肺发育不全、胎儿生长受限、胎儿宫内窘迫与新生儿窒息。

第十三节　多胎妊娠及巨大胎儿病人的护理

一、多胎妊娠

多胎妊娠是指一次妊娠同时有两个或两个以上的胎儿。

（一）分类

1．双卵双胎　是由两个精子与两个卵子受精而发育成的双胎。

2．单卵双胎　则是单卵受精后分裂形成的双胞胎，占双胞胎的33%，单卵双胎有相同的基因型、性别、构造与外貌。

（二）临床表现

1．症状　妊娠期早孕反应较重，子宫大于妊娠孕周，尤其妊娠24周以后。

2．体征　宫底高度大于正常孕周，腹部可触及两个胎头、多个肢体，胎动的部位不固定且胎动频繁，在腹部的不同部位可听到两个胎心音，且两者速率不一、相差大于10次/分。

二、巨大胎儿

体重达到或超过4000g的胎儿，称为巨大胎儿。

（一）高危因素

（1）糖尿病孕妇巨大儿发生率为 26%，而无糖尿病孕妇仅为 5%～8%。

（2）孕妇营养过剩、肥胖、体重过重等。

（3）身材高大父母巨大胎儿发生率高。

（4）巨大胎儿多见于经产妇。

（5）过期妊娠巨大胎儿发生率高，较足月妊娠增加 3～7 倍。

（6）羊水过多孕妇巨大儿发生率高。

（二）临床表现

（1）孕期体重增长迅速。

（2）孕妇常在妊娠后期出现呼吸困难，自觉腹部沉重及两肋胀痛。

（三）处理原则

（1）妊娠期间检查发现胎儿大或既往分娩巨大胎儿者，应检查孕妇有无糖尿病。如为糖尿病孕妇，应积极治疗，并于妊娠 36 周后，根据胎儿成熟度、胎盘功能检查及糖尿病控制情况，择期引产或行剖宫产。

（2）临产后，由于胎头较大而硬，不易变形，不宜长时间试产。估计胎儿体重大于 4500g，产妇骨盆中等大小，以剖宫产终止妊娠为宜。

（3）如第一产程末及第二产程延长，估计胎儿体重大于 4000g，胎头停滞在中骨盆者也以剖宫产为宜。如头盆不称，胎心好，则应行择期剖宫产。

（4）如胎先露部已达坐骨棘平面下 3cm，第二产程延长时，可在会阴侧切后行胎头吸引术或产钳术。如经阴道分娩，主要危险是肩难产以及由此而产生的产伤问题。如处理不当，可致胎儿臂丛神经损伤、锁骨骨折，甚至死亡。

第十四节　胎儿宫内窘迫病人的护理

胎儿窘迫是指胎儿在宫内有缺氧征象，危及胎儿健康和生命者。

一、病因、病理

胎儿窘迫的基本病生理变化是缺血、缺氧引起的一系列变化。

二、临床表现★★★

胎儿窘迫的主要表现为胎心音改变、胎动异常及羊水胎粪污染或羊水过少，严重者胎动消失。根据其临床表现，可以分为急性和慢性胎儿窘迫。急性胎儿窘迫多发生在分娩期，主要表现为胎心率加快或减慢，宫缩压力试验或缩宫素压力试验等出现频繁的晚期减速或可变减速；羊水胎粪污染和胎儿头皮血 pH 下降，出现酸中毒。

三、治疗原则★★

急性胎儿窘迫者，积极寻找原因并给予及时纠正，如宫颈未完全扩张，胎儿窘迫情况不严重者，给予吸氧，嘱产妇左侧卧位，如胎心率变为正常，可继续观察；如宫口开全，胎先露部已达坐骨棘平面以下 3cm，应尽快助产经阴道娩出胎儿；如因缩宫素使宫缩过强造成胎心率减慢，应立即停止使用，继续观察，病情紧迫或经上述处理无效者，立即剖宫产结束分娩。慢性胎儿窘迫者，应根据孕周、胎儿成熟度和窘迫程度决定处理方案。首先应指导孕妇采取左侧卧位，间断吸氧，积极治疗各种合并症或并发症，密切监护病情变化。如果无法改善，则应在促使胎儿成熟后迅速终止妊娠。

四、护理措施

1．一般护理　孕妇左侧卧位，间断吸氧。严密监测胎心变化，每 15min 听 1 次胎心或进行胎心监护，注意胎心变化型态。

2．做好术前准备　如宫口开全、胎先露部已达坐骨棘平面以下 3cm，应尽快助产娩出胎儿。

五、健康教育

（1）指导产前检查，教会孕妇自数胎动。

（2）高危妊娠应酌情增加检查次数，有异常征象及时汇报并及时处理。

第十五节　胎膜早破病人的护理

胎膜早破是指在临产前胎膜自然破裂，是常见的分娩期并发症。

一、临床表现

（1）孕妇突感有较多液体自阴道流出，继而少量间断性排出。当咳嗽、打喷嚏、负重等腹压增加时，羊水即流出。

（2）行直肠指诊检查，触不到羊膜囊，上推胎儿先露部可见到流液量增多。

二、辅助检查★★

1．阴道液酸碱度检查　羊水 pH≥7.0～7.5。

2．阴道液涂片检查　阴道液干燥片检查有羊齿状结晶。涂片用 0.05%亚甲蓝染色见淡蓝色或不着色胎儿皮肤细胞及毳毛。其结果比用试纸测定可靠。

三、治疗原则

（1）胎先露部未衔接者应绝对平卧，采取左侧卧位。避免不必要的肛查和阴道检查。

（2）妊娠 28 周以下者，视情况决定是否继续妊娠；妊娠 28～35 周者，若无产兆及感染征象、羊水平段≥3cm 者，应保持外阴清洁，严密观察羊水性状，定时测体温、脉搏，查血常规，查子宫有无压痛，等待自然分娩；若胎儿已足月而未临产又无感染征象，可观察 12～18h，若仍未临产则做好引产或剖宫产术准备。

（3）破膜 12h 以上者应预防性应用抗生素。

第十六节　妊娠期合并症病人的护理

一、妊娠合并心脏病病人的护理

妊娠期、分娩期及产褥期均可能使心脏病病人的心脏负担加重而诱发心力衰竭，是孕产妇死亡的重要原因之一。

（一）心脏病与妊娠的相互影响

1．妊娠对心脏病的影响

（1）妊娠期：孕妇总循环血量于妊娠第 6 周开始逐渐增加，32～34 周达高峰，约增加 30%～45%，此后维持较高水平，产后 2～6 周逐渐恢复正常。易使患心脏病的孕妇发生心力衰竭而危及生命。

（2）分娩期：是孕妇血流动力学变化最显著的阶段，加之机体能量及氧的消耗增加，是心脏负担最重的时期。

（3）产褥期：产后 3d 内，子宫收缩和缩复使大量血液进入体循环，且产妇体内组织间隙内潴留的液体也回流至体循环，加之产妇伤口和宫缩疼痛、分娩疲劳、新生儿哺乳等负担，仍需预防心衰的发生。

总之，妊娠 32～34 周、分娩期及产后的最初 3d 内，是患有心脏病的孕妇最危险的时期。

2．心脏病对妊娠的影响　不宜妊娠的心脏病病人一旦受孕或妊娠后心功能状态不良者，则流产、早产、死胎、胎儿生长受限、胎儿宫内窘迫及新生儿窒息的发生率明显增加，围生儿死亡率增高。

（二）临床表现

一般情况下，妊娠合并心脏病孕妇无特异性症状，只有发生心力衰竭时有以下表现。

1．早期心力衰竭　表现为：①轻微活动后即有胸闷、心悸、气短；②休息时心率超过 110 次 / 分；③夜间常因胸闷而需坐起，或需到窗口呼吸新鲜空气；④肺底部出现少量持续性湿啰音，咳嗽后不消失。

2．左心衰竭　以肺淤血及心排出量降低为主要临床表现。

3．右心衰竭　以体静脉淤血的临床表现为主。

4．全心衰竭 右心衰继发于左心衰而形成全心衰。

（四）护理措施★★★★

1. 妊娠期 ①心功能Ⅰ～Ⅱ级者，应在妊娠36～38周入院待产。②预防治疗诱发心力衰竭的各种因素，尤其是上呼吸道感染等。

2．分娩期 ①严密观察产程进展，防止心力衰竭的发生。②缩短第二产程。③预防产后出血。④给予心理支持。

3．产褥期 ①产后72h内严密监测生命体征，产妇应半卧位或左侧卧位，保证充足休息，必要时镇静，在心功能允许时，鼓励早期下床适度活动。②心功能Ⅰ～Ⅱ级的产妇可以母乳喂养；Ⅲ级或以上者，应及时回乳。

二、妊娠合并糖尿病病人的护理

妊娠期间的糖尿病有两种情况，一种为妊娠前已有糖尿病的病人妊娠，又称糖尿病合并妊娠；另一种为妊娠前糖代谢正常或有潜在糖耐量减退，妊娠期才出现或发现糖尿病，又称妊娠期糖尿病。

（一）辅助检查

1．血糖测定 2次或2次以上空腹血糖≥5.8mmol/L者。

2．糖筛查试验 葡萄糖50g溶于200ml水中，5min内口服完，服后1h测血糖≥7.8mmol/L（140mg/dl）为糖筛查异常。

3．葡萄糖耐量试验 禁食12h后，口服葡萄糖75g。血糖值诊断标准为：空腹5.6mmol/L，1小时10.3mmol/L，2小时8.6mmol/L，3小时6.7mmol/L，若其中有2项或2项以上达到或超过正常值，即可诊断GDM。如1项高于正常则诊断为糖耐量受损。

4．肝、肾功能　检查24h尿蛋白定量、尿酮体及眼底等相关检查。

（二）护理措施

在新生儿娩出30min后定时滴服葡萄糖液防止低血糖，同时预防低血钙、高胆红素血症及呼吸窘迫综合征的发生。

产褥期　分娩后24h内胰岛素减至原用量的1/2，48h减少到原用量的1/3，产后需重新评估胰岛素的需要量。

三、贫　血

贫血是妊娠期较常见的合并症，属高危妊娠范畴。缺铁性贫血最为常见。

（一）辅助检查

血清铁测定　孕妇血清铁＜6.5μmol/L，为缺铁性贫血。

（二）护理措施

1．妊娠期

（1）饮食护理：建议孕妇摄取高铁、高蛋白质及高维生素C食物。多食富含铁的食物，如瘦肉、动物肝脏等。

（2）正确服用铁剂：铁剂的补充应首选口服制剂，补充铁剂的同时服维生素C及稀盐酸可促进铁的吸收。指导饭后或餐中服用铁剂。

2．分娩期　临产前给止血药维生素K等并备新鲜血。

3．产褥期 密切观察子宫收缩及阴道流血，继续应用抗生素预防和控制感染，补充铁剂，纠正贫血。

第十七节 产力异常病人的护理

一、临床表现

（一）子宫收缩乏力

1．协调性子宫收缩乏力 表现为子宫收缩具有正常的节律性、对称性和极性，但收缩力弱，持续时间短，间歇期长且不规律。

2．不协调性子宫收缩乏力 表现为子宫收缩的极性倒置。

3．产程曲线异常

（1）潜伏期延长：从临产规律宫缩开始至宫口扩张 3cm 称为潜伏期。初产妇潜伏期正常约需 8h，最大时限 16h，超过 16h 称潜伏期延长。

（2）活跃期延长：从宫口扩张 3cm 开始至宫口开全称活跃期。初产妇活跃期正常约需 4h，最大时限 8h，超过 8h 称活跃期延长。

（3）活跃期停滞：进入活跃期后，宫口不再扩张达 2h 以上，称活跃期停滞。

（4）第二产程延长：第二产程初产妇超过 2h，经产妇超过 1h 尚未分娩，称第二产程延长。

（5）第二产程停滞：第二产程中胎头下降无进展达 1h 称第二产程停滞。

（6）胎头下降延缓：活跃期晚期及第二产程胎头下降速度＜1cm/h，称胎头下降延缓。

（7）胎头下降停滞：活跃期晚期胎头停留在原处不下降达1h以上，称胎头下降停滞。

（8）滞产：指总产程超过24h。

（二）子宫收缩过强

1．协调性子宫收缩过强　子宫收缩的节律性、对称性和极性均正常，仅子宫收缩力过强、过频。分娩在短时间内结束，总产程不足3h称为急产。

2．不协调性子宫收缩过强　有两种表现：

（1）强直性子宫收缩：产妇持续性腹痛、拒按腹部、烦躁不安。胎位触诊不清，胎心音听不清。有时可在脐下或平脐处见一环状凹陷，即病理缩复环。

（2）子宫痉挛性狭窄环：狭窄环持续不放松。产妇持续性腹痛，烦躁，宫颈扩张缓慢，胎先露部下降停滞，胎心率不规则，阴道检查可触及狭窄环。此环特点是不随宫缩上升。

二、治疗原则

1．子宫收缩乏力

（1）协调性子宫收缩乏力：①一般处理：鼓励多进食，给予镇静剂；②加强子宫收缩：人工破膜、静脉滴注缩宫素；③第二产程：如无头盆不称，可加强宫缩，双顶径已通过坐骨棘平面，行产钳助产；④第三产程：预防产后出血。

（2）不协调性子宫收缩乏力：可酌情给镇静剂，禁用缩宫素。伴有胎儿宫内窘迫或伴有头盆不称，应行剖宫产。

2．子宫收缩过强

（1）协调性子宫收缩过强：①有急产史的产妇，预产期前1～2周不宜外出，提前住院待产。提前做好接生及新生儿窒息抢救准备工作。②对于已发生产程进展过快的产妇，应指导产妇不要向下屏气，减缓分娩速度。③若急产来不及消毒即新生儿坠地者，新生儿应肌注维生素K_1、破伤风抗毒素和抗生素。产后仔细检查宫颈、阴道、外阴，如有撕裂应及时缝合，并给予抗生素预防感染。

（2）不协调性子宫收缩过强：①强直性子宫收缩：及时给予宫缩抑制剂，若属梗阻性原因，应立即行剖宫产术；②子宫痉挛性狭窄环：及时给予纠正；使用镇静剂消除异常宫缩，若不能缓解，宫口未开全，胎先露部高或伴有胎儿窘迫征象，应行剖宫产术。

三、护理措施★★★★★

1．子宫收缩乏力

缩宫素的静脉使用：将缩宫素2.5U加于5%葡萄糖液500ml内，从4～5滴/分开始静脉滴注并观察反应，根据宫缩的强弱进行调节，通常不超过40滴/分。

2．子宫收缩过强

密切观察宫缩与产程进展：提供缓解疼痛、减轻焦虑的支持性措施。鼓励作深呼吸，提供背部按摩。给予宫缩抑制剂。

第十八节　产道异常病人的护理

一、骨产道异常的临床表现

1．骨盆入口平面狭窄

2．中骨盆及骨盆出口平面狭窄

3．骨盆三个平面狭窄

4．**畸形骨盆**　如骨软化症骨盆、偏斜骨盆。

二、软产道异常的临床表现

1．**外阴异常**　外阴瘢痕、坚韧和水肿。

2．**阴道异常**　阴道横隔、纵隔、狭窄和尖锐湿疣。

3．**宫颈异常**　宫颈外口黏合、水肿、坚韧、瘢痕、宫颈癌和宫颈肌瘤。软产道异常可影响胎头娩出，容易发生软产道裂伤、出血和感染。

三、护理措施★★

可疑头盆不称（轻度），协助医师试产。

第十九节　胎位异常病人的护理

1．**持续性枕后位、枕横位**　持续性枕后位、枕横位常致第二产程延长。

2．**臀先露**　臀先露是最常见的胎位异常。

3．**肩先露**　胎体横卧于宫腔，其纵轴与母体纵轴垂直为横产式，称横位，先露部为肩部称肩先露。

第二十节　产后出血病人的护理

胎儿娩出后24h内出血量超过500ml者为产后出血。

一、病　因

子宫收缩乏力、胎盘因素、软产道损伤及凝血机制障碍。以上原因可共存或相互影响。

（一）子宫收缩乏力

是产后出血的最主要原因，占产后出血总数的70%～80%。

（二）软产道裂伤

（三）胎盘因素

（四）凝血功能障碍

二、临床表现

1．宫缩乏力

（1）症状：在分娩过程中已有宫缩乏力表现，产程延长，出血特点是胎盘剥离延缓，在未剥离前阴道不流血或仅有少许出血，胎盘剥离后因子宫收缩乏力使子宫出血不止，流出的血液能凝固，按摩子宫及使用宫缩剂后子宫变硬，阴道流血停止或减少。

（2）体征：检查腹部时往往感到子宫轮廓不清，松软如袋状，摸不到宫底或宫底升高。

2．软产道裂伤

（1）症状：胎儿娩出后立即发生阴道流血，血液鲜红，能自凝。阴道壁血肿的产妇会有尿频或肛门坠胀感，且有排尿疼痛。

（2）体征：子宫收缩良好，检查宫颈有裂伤，个别可裂至子宫下段。阴道裂伤多在阴道壁、后壁和会阴部。

3．胎盘因素 胎儿娩出后，胎盘剥离缓慢或未剥离或剥离不全，30min 后胎盘仍未娩出，伴有阴道大量出血。

4．凝血功能障碍

三、治疗原则

针对原因迅速止血，补充血容量纠正失血性休克，防治感染。

1．因产后子宫收缩乏力造成的大出血 可以通过使用宫缩剂、按摩子宫、宫腔内填塞纱布条或结扎血管等方法达到止血的目的。

（1）按摩子宫

（2）应用宫缩剂：可根据产妇情况采用肌内注射、静脉滴注或宫体直接注射宫缩剂。

（3）填塞宫腔：应用无菌纱布条填塞宫腔，有明显局部止血作用。填塞后 24h 取出纱布条，取出前应先肌注宫缩剂。宫腔填塞纱布条后应密切观察生命体征及宫底高度和大小。

（4）结扎盆腔血管止血：可结扎子宫动脉或结扎髂内动脉，甚至必要时行子宫次全切除术。

2．软产道撕裂伤造成的大出血 止血的有效措施是及时、准确地修复缝合。

3．胎盘因素导致的大出血 要及时将胎盘取出，并做好必要的刮宫准备。

4．凝血功能障碍所致出血 应针对不同病因、疾病种类进行治疗，如血小板减少症、再生障碍性贫血等病人应输新鲜血或成分输血，如发生弥散性血管内凝血应进行抗凝与抗纤溶治疗，全力抢救。

第二十一节 羊水栓塞病人的护理

羊水栓塞是指在分娩过程中羊水进入母体血循环后引起的肺栓塞、休克、弥散性血管内凝血（DIC）、肾衰竭或猝死的严重分娩并发症。

一、病 因

常见的诱发因素包括：高龄初产、经产妇、子宫收缩过强、急产、胎膜早破、前置胎盘、子宫破裂、剖宫产等，这些诱发因素引起的羊膜腔内压力过高、血窦开放、胎膜破裂等是造成羊水栓塞的主要原因。

二、临床表现

1．心肺功能衰竭和休克

2．DIC 引起的出血

3．急性肾衰竭

三、治疗原则

羊水栓塞一旦确诊，应立即抢救产妇。主要原则为：改善低氧血症；抗过敏和抗休克；防治 DIC 和肾衰竭；预防感染。

四、护理措施

首先是纠正缺氧；解除肺动脉高压；防止心衰；抗过敏；抗休克。

发生羊水栓塞时如正在滴注催产素应立即停止，同时严密监测病人的生命体征变化并记录，做好出入量记录。

第二十二节　子宫破裂病人的护理

学员答疑邮箱：zhiyeyishi@yahoo.cn

一、临床表现

通常子宫破裂是一个渐进的过程，多数可分为先兆子宫破裂和子宫破裂两个阶段。典型的临床表现为病理缩复环、子宫压痛及血尿。

（一）先兆子宫破裂

先兆子宫破裂的四大主要临床表现是：子宫形成病理性缩复环、下腹部压疼、胎心率改变及血尿出现。产妇表现为烦躁不安，呼吸、心率加快，下腹剧痛难忍；膀胱受压充血，出现排尿困难、血尿。胎心率改变或听不清。

（二）子宫破裂

1．完全性子宫破裂

2．不完全性子宫破裂

二、治疗原则

1．先兆子宫破裂　立即采取措施抑制子宫收缩，吸氧，立即备血的同时，尽快行剖宫产术，防止子宫破裂。

2．子宫破裂 在输液、输血、吸氧和抢救休克的同时，一旦确诊，无论胎儿是否存活，均尽快手术治疗。手术前后应给予大量广谱抗生素预防感染。

三、护理措施★★★

1. 先兆子宫破裂病人的护理

（1）提高观察产程的能力，注意胎心的变化。

（2）待产时，仔细观察子宫收缩，发现产妇下腹部压痛或腹部出现病理性缩复环时，立即报告医师并停止催产素引产和一切操作，同时测量产妇的生命体征，给予抑制宫缩，吸氧及做好剖宫产的术前准备。

2. 子宫破裂病人的护理

（1）迅速给予输液、输血，短时间内补足血容量；纠正酸中毒；积极进行抗休克处理。

（2）应用大剂量抗生素预防感染。

（3）严密观察并记录生命体征、出入量，密切观察出血量。

（4）遵医嘱急查血红蛋白，并做好手术前准备。

第二十三节　产褥感染病人的护理

一、病　因：

子宫内膜炎是最常见的病因

二、临床表现★★★★

1．急性外阴、阴道、宫颈炎

2．急性子宫内膜炎、子宫肌炎

3．急性盆腔结缔组织炎、急性输卵管炎

4．急性盆腔腹膜炎

5．血栓性静脉炎　病人多于产后1～2周继子宫内膜炎后出现反复发作寒战、弛张热，持续数周。若为下肢血栓性静脉炎，病变多在股静脉、腘静脉及大隐静脉，病人除有弛张热外，还有下肢持续性疼痛，局部静脉压痛或触及硬索条状物，血液回流受阻引起下肢水肿、皮肤发白称“股白肿”。

6．脓毒血症及败血症

三、护理措施

（1）采取半卧位或抬高床头，促进恶露引流，炎症局限，防止感染扩散。

（2）保证产妇获得充足休息和睡眠；给予高蛋白、高热量、高维生素饮食；保证足够的液体摄入。

（3）做好会阴部护理，及时更换会阴垫，保持床单及衣物清洁。

（4）注意抗生素使用间隔时间，维持血药有效浓度。配合做好脓肿引流术、清宫术、后穹隆穿刺术的准备及护理。

四、健康教育

（1）培养良好的卫生习惯。

（2）指导饮食、休息、用药、定时复查等自我康复保健护理。

第二十四节　晚期产后出血病人的护理

分娩24h后，在产褥期内发生的子宫大量出血，称晚期产后出血。以产后1～2周发病最常见，亦有迟至产后6周发病者。

一、病　因★★

胎盘、胎膜残留　这是最常见的原因，多发生于产后10d左右。

二、临床表现

1．胎盘、胎膜残留

2．蜕膜残留

3．子宫胎盘附着面

4．剖宫产术后

三、护理措施

（一）预防

1．术前预防　剖宫产时做到合理选择切口，避免子宫下段横切口两侧角部撕裂及合理缝合。

2．产后　应仔细检查胎盘、胎膜，如有残缺，应及时刮宫。

3．预防　感染术后应用抗生素，严格无菌操作。

（二）失血性休克病人的护理

为病人提供安静的环境，保证休息。严密观察出血征象，观察皮肤颜色、血压、脉搏。观察子宫复旧情况，有无压痛等。

见兔而顾犬，未为晚也；亡羊而补牢，犹未迟也。

——《战国策·楚策》

第八章　新生儿和新生儿疾病的护理

第一节　正常新生儿的护理

从出生至满28d的婴儿，称为新生儿。正常新生儿胎龄等于或大于 37 周至小于 42 周，出生体重在2.5～4.0kg。

（一）根据胎龄分类

1．足月儿　指胎龄满 37 周至未满 42 周的新生儿。

2．早产儿　指胎龄满 28 周至未满 37 周的新生儿。而第 37 周的早产儿因成熟度已接近足月儿，故又称过渡足月儿。

3．过期产儿　指胎龄满 42 周以上的新生儿。

（二）根据出生体重分类

1．正常体重儿　出生体重在 2.5～4. 0kg 的新生儿。

2．低出生体重儿　指出生 1h 内体重不足 2.5kg 的新生儿，常见早产儿和小于胎龄儿，其中出生体重低于 1.5kg 者称极低出生体重儿；出生体重低于 1.0kg 者称超低出生体重儿。

3．巨大儿　出生体重大于 4.0kg 者，包括正常和有疾病者。

（三）根据出生体重和胎龄关系分类

1．适于胎龄儿　指出生体重在同胎龄儿平均体重的第10～90百分位者。

2．小于胎龄儿　指出生体重在同胎龄儿平均体重的第10百分位以下的新生儿。我国习惯上将胎龄已足月而体重在2.5kg以下的新生儿称足月小样儿，是小于胎龄儿中最常见的一种，多由于宫内发育迟缓引起。

3．大于胎龄儿　指出生体重在同胎龄儿平均体重的第90百分位以上的新生儿。

（四）新生儿喂养

保证新生儿得到充足乳汁的措施：出生后母婴皮肤接触，早吸吮，早开奶，实行母婴同室，鼓励按需哺乳，不给新生儿其他的辅食及饮料，做到纯母乳喂养是保证新生儿得到充足乳汁的关键。

（五）皮肤护理

新生儿沐浴：新生儿应每天沐浴，检查室温在26℃～28℃以上，关闭门窗，水温在39～41℃左右，先放凉水，后放热水。

（六）脐带护理

沐浴后的脐部护理：新生儿沐浴前，拿掉脐纱，脐部可以用清水洗。每天沐浴后，用消毒干棉签蘸干脐窝里的水及分泌物，再以棉签蘸酒精溶液消毒脐带残端、脐轮和脐窝。保持脐带干燥，不要用脐纱包扎脐带。

（七）新生儿的特殊生理状态★★★★★

1．生理性体重下降 新生儿在生后数日内，因丢失水分较多，出现体重下降，但一般不超过10%，生后10d左右，恢复到出生时体重。

2．生理性黄疸 大部分新生儿在生后2～3日即出现黄疸，5～7d最重，10～14d消退，但患儿一般情况良好，食欲正常。

3．生理性乳腺肿大 女足月新生儿出生后3～5d，乳腺可触到蚕豆到鸽蛋大小的肿块，因胎内母体的孕酮和催乳素经胎盘至胎儿体内，出生后这些激素影响突然中断所致，多于2～3周消退。

4．假月经 部分女婴在生后5～7d，可见阴道流出少量的血液，持续1～3d后停止。是因母体雌激素在孕期进入胎儿体内，出生后突然消失引起，一般不必处理。

5．口腔内改变 新生儿上腭中线和齿龈切缘上常有黄白色小斑点，民间称“马牙”，又称“上皮珠”，生后数周到数月逐渐消失，不需处理。

第二节　早产儿的护理★★★★★

早产儿的特点：（大纲没有而2011考到的考点）

1．外观特征 体重大多在2500g以下，身长不到47cm，哭声轻弱，颈肌软弱，四肢肌张力低下呈伸直状，皮肤红嫩，胎毛多，足底纹少，足跟光滑，男婴睾丸未降或未全降，阴囊少皱纹，女婴大阴唇不能盖住小阴唇，指（趾）甲未达指（趾）端，耳软骨软。

2. **体温** 早产儿体温中枢调节功能差，皮下脂肪薄，容易散热，加之棕色脂肪少，无寒战反应，产热不足，保暖性能差，体温易随环境温度变化而变化。

1. **环境** 早产儿应与足月儿分室居住，室内温度应保持在24～26℃，晨间护理时，提高到27～28℃，相对湿度55%～65%。

2. **保暖** 根据早产儿的体重及病情，给予不同的保暖措施，一般体重小于2.0kg者，应尽早置于婴儿培养箱保暖，体重越轻箱温应越高。维持体温在36.5～37℃。

3. **合理喂养**

（1）开奶时间：出生体重在1.5kg以上而无青紫的患儿，可于出生后2～4h喂10%葡萄糖水2ml/kg，无呕吐者，可在6～8h喂乳。出生体重在1.5kg以下或伴有青紫者，可适当延迟喂养时间。

（2）喂奶量：喂乳量应根据消化道的消化及吸收能力而定，以不发生胃内潴留及呕吐为原则。

（3）喂养方式：最好用母乳喂养，无法母乳喂养者以早产婴配方奶为宜。

（4）喂养方法：有吸吮无力及吞咽功能不良者，可用滴管或鼻饲喂养，必要时，静脉补充高营养液。喂养后，患儿宜取右侧卧位，并注意观察有无青紫、溢乳和呕吐的现象发生。

4. **维持有效呼吸** 早产儿呼吸中枢不健全，易发生缺氧和呼吸暂停。有缺氧症状者给予氧气吸入，经皮血氧饱和度维持在85%～93%，吸氧时间不宜过长，防止发生氧中毒。

5．预防出血 新生儿和早产儿易缺乏维生素K依赖凝血因子，出生后应补充维生素K，肌内注射维生素K_1，连用3d，预防出血症。

6．预防感染 早产儿免疫功能不健全，应加强口腔、皮肤及脐部的护理。严禁非本室人员入内，确保空气及仪器、物品洁净，防止交叉感染的发生。

第三节 新生儿窒息的护理

（一）临床表现

根据窒息程度分轻度窒息和重度窒息，以Apgar评分为其指标。

1．轻度（青紫）窒息 Apgar评分4～7分。新生儿面部与全身皮肤呈青紫色；呼吸表浅或不规律；心跳规则且有力，心率减慢（80～120次/分）；对外界刺激有反应；喉反射存在；肌张力好；四肢稍屈。如果抢救治疗不及时，可转为重度窒息。

2．重度（苍白）窒息 Apgar评分0～3分。新生儿皮肤苍白；口唇暗紫；无呼吸或仅有喘息样微弱呼吸；心跳不规则；心率＜80次/分且弱；对外界刺激无反应；喉反射消失；肌张力松弛。如果不及时抢救可致死亡。

（二）护理措施★★

1．保暖 在整个抢救过程中必须注意保暖，应在30～32℃的抢救床上进行抢救，胎儿出生后立即揩干体表的羊水及血迹，减少散热，因为在适宜的温度中新生儿的新陈代谢及耗氧最低，有利于患儿复苏。

2. 复苏后护理 加强新生儿护理，保证呼吸道通畅，密切观察面色、呼吸、心率、体温，预防感染，做好重症记录。

3. 对母亲的护理 提供情感支持。刺激子宫收缩，预防产后出血。选择适宜的时间告知新生儿情况，抢救时避免大声喧哗，以免加重产妇的思想负担。

第四节 新生儿缺氧缺血性脑病的护理

一、临床表现

常见的主要表现为意识改变及肌张力变化。

1. 轻度 表现为兴奋、激惹，肢体及下颏可出现颤动，拥抱反射活跃，肌张力正常，呼吸平稳，一般不出现惊厥。症状于24h后逐渐减轻。

2. 中度 表现为嗜睡、反应迟钝，肌张力降低，肢体自发动作减少，病情较重者可出现惊厥。前囟张力正常或稍高，拥抱、吸吮反射减弱，瞳孔缩小，对光反应迟钝等。足月儿出现上肢肌张力减退较下肢重，而早产儿则表现为下肢肌张力减退比上肢重。

3. 重度 表现为意识不清，昏迷状态，肌张力低下，肢体自发动作消失，惊厥频繁发作，反复呼吸暂停，前囟张力明显增高，拥抱、吸吮反射消失，双侧瞳孔不等大、对光反射差，心率减慢等。此期死亡率高，存活者多数留有后遗症。

二、辅助检查

脑电图根据脑损害程度显示不同程度的改变。轻度脑电图正常；中度可见癫痫样波或电压改变；重度脑电图及影像诊断明显异常。

三、治疗原则

本病以支持疗法、控制惊厥和治疗脑水肿为主。

1．支持疗法 给氧、改善通气；纠正酸中毒、低血糖；维持血压稳定。

2．控制惊厥 首选苯巴比妥钠。

3．治疗脑水肿 控制入量，可用呋塞米（速尿）静脉推注，严重者可用20%甘露醇。

第五节 新生儿颅内出血的护理

新生儿颅内出血是新生儿期最严重的脑损伤性疾病。主要是因缺氧、早产、外伤引起，以早产儿多见，病死率高，存活者常留有神经系统后遗症。

一、临床表现

中枢神经以兴奋症状为主时。出现易激惹、烦躁不安、双目凝视、呕吐、脑性尖叫等；可有全身强直性或阵发性痉挛、肌张力增高；中枢神经以抑制症状为主时，出现表情淡漠、嗜睡、昏迷、肌张力低下、拥抱反射消失、呼吸不规律、呼吸暂停并出现青紫等。

二、护理措施★★★★

（1）绝对保持病室安静，减少噪音。使患儿侧卧位或头偏向一侧。护理操作要轻、稳、准，尽量减少对患儿移动和刺激，以防止加重颅内出血。

（2）不能进食者，应给予鼻饲。少量多餐，保证患儿热量及营养物质的供给，准确记录 24h 出入量。

（3）及时清除呼吸道分泌物，保持呼吸通畅。

（4）15～30min 巡视病房 1 次。密切观察并记录患儿生命体征、神志、瞳孔的变化，出现脉搏减慢、呼吸节律不规则、瞳孔不等大等圆、对光反射减弱或消失等症状，立即报告医生，并做好抢救准备工作。

第六节　新生儿黄疸的护理

新生儿黄疸是新生儿时期由于胆红素在体内积聚，而引起巩膜、皮肤、黏膜、体液和其他组织被染成黄色的现象，可分为生理性黄疸和病理性黄疸两种。新生儿胆红素代谢特点。

1． 胆红素生成较多

2． 运转胆红素的能力不足

3． 肝功能发育未完善

4． 肠肝循环的特性

一、临床表现★★★★★

1． 生理性黄疸　出生后 2～3d 全身皮肤发黄，头面部、颈部、躯干、腿部及口腔黏膜比较明显，5～

7d 达到高峰，以后逐渐消退。在此期间，患儿的体温、体重、食欲及大小便均正常，可自行痊愈。

2. 病理性黄疸 Rh 溶血者多在出生后 24h 内出现黄疸，并迅速加重；感染引起的黄疸程度重、发展快，血清胆红素迅速增高，或每日上升大于 85μmol/L（5mg/dl），且黄疸持续时间过长或黄疸退而复现。

3. 胆红素脑病 当血清胆红素＞342μmol/L（20mg/dl），可穿透脑脊液屏障，使大脑神经核黄染、变性坏死，以大脑基底核、下丘脑和第四脑室底部最明显，引起胆红素脑病（核黄疸）。患儿出现精神反应差，食欲不振，拒乳，以后出现尖叫、凝视、角弓反张甚至抽搐等症状。

二、治疗要点

找出原因，采取相应的治疗，适当输入血浆和白蛋白，应用蓝光疗法，防止胆红素脑病发生。

三、健康教育

讲解黄疸病因及临床表现，使家长了解病情的转归。胆红素脑病后遗症，应给予康复治疗和护理指导。母乳性黄疸的患儿，母乳喂养可暂停 1～4d，或改为隔次母乳喂养，黄疸消退后再恢复母乳喂养。红细胞 G6PD 缺陷者，需忌食蚕豆及其制品。患儿衣物保管时勿放樟脑丸，并注意药物的选用，以免诱发溶血。

第七节　新生儿寒冷损伤综合征的护理

一、病因

病因尚未完全清楚，但寒冷、早产、低体重、感染和窒息可能是其致病因素。

二、临床表现

表现为食欲不振或拒乳，反应差，哭声低，心音低钝，心率减慢，尿少，体温常低于35℃，重者患儿低于30℃。皮肤发凉、硬肿，颜色暗红，不易捏起，按之如硬橡皮，硬肿发生顺序为：下肢－臀部－面颊－上肢－全身，严重者可导致肺出血、循环和呼吸衰竭及急性肾衰竭等多脏器损害，合并弥漫性血管内凝血而危及生命。

三、护理措施★★★★★

复温　是治疗护理的关键措施，复温的原则是循序渐进，逐步复温。如肛温＞30℃，腋－肛温差为正值的轻、中度硬肿的患儿可放入30℃暖箱中，根据体温恢复的情况逐渐调整到30～34℃的范围内，6～12h恢复正常体温。无条件者用温暖的襁褓包裹、置于25～26℃室温环境中，并用热水袋保暖（水温从40℃逐渐升至60℃）；也可用热炕、母亲怀抱保暖。如肛温＜30℃，腋－肛温差为负值的重度患儿，先将患儿置于比肛温高1～2℃的暖箱中，并逐步提高暖箱的温度，每小时升高1℃，每小时监测肛温、腋温1次，于12～24h恢复正常体温。体温恢复正常后，将患儿放置调至中性温度的暖箱中。

第八节　新生儿脐炎的护理

新生儿脐炎是指断脐残端被细菌入侵、繁殖所引起的急性炎症。常见金黄色葡萄球菌，其次为大肠杆菌、铜绿假单胞菌、溶血性链球菌等。

一、病因

多由断脐时或生后处理不当而引起的细菌感染。

二、临床表现

轻者脐轮与脐部周围皮肤轻度发红；可有少量浆液。重者脐部及脐周皮肤明显红肿发硬，脓性分泌物多并带有臭味。

三、辅助检查

血常规：重症者白细胞增高，脐部分泌物培养阳性（必须有脐炎表现）。

四、护理问题

1．潜在并发症　败血症。

2．皮肤完整性受损的危险　与脐部损伤有关。

五、护理措施★★

（1）彻底清除感染伤口，从脐的根部由内向外环形彻底清洗消毒。轻者可用安尔碘或0.5%碘伏及75%酒精，每日2～3次；重度感染者，遵医嘱应用抗生素。

（2）洗澡时，注意不要洗湿脐部，洗澡完毕，用消毒干棉签吸干脐窝水，并用75%酒精消毒，保持局部干燥。

第九节　新生儿低血糖的护理

全血血糖＜2.2mmol/L（40mg/dl）应诊断为新生儿低血糖，而不考虑出生体重、胎龄和日龄。

一、病因

新生儿低血糖分为暂时性或持久性两类。

二、辅助检查

1．血糖测定　高危儿应在生后 4h 内，反复监测血糖；以后每隔 4h 复查，直至血糖浓度稳定。

2．持续性低血糖者，根据病情测定血胰岛素、胰高糖素、生长激素等。

三、治疗原则

保持血糖稳定，防止低血糖发生。无症状低血糖者，可口服葡萄糖，如无效改为静脉注射；有症状低血糖者，应静脉注射葡萄糖；足月儿 3～5mg/（kg·min），早产适于胎龄儿 4～6mg/（kg·min），早产小于胎龄儿 6～8mg/（kg·min）。对持续反复低血糖者，除注射葡萄糖外，根据病情需要可增加氢化可的松、胰高糖素治疗。

第十节　新生儿低钙血症的护理

低钙血症是指血清总钙低于 1.8mmol/L（7mg/dl）或血清游离钙低于 0.9mmol/L（3.5mg/dl）。新生儿低钙血症是新生儿惊厥常见原因之一。主要与暂时的生理性甲状旁腺功能低下有关。

一、病因

早期低血钙指生后 72h 内发生。常见于早产儿、小样儿、感染、窒息等新生儿。

晚期低血钙指生后 72h 以后发生。常见于人工牛乳喂养的足月儿，主要是牛乳中钙磷含量比例不适宜，导致血磷过高，血钙沉积于骨，出现低钙血症。

二、临床表现

症状多出现在生后 5～10d，轻、重不一，主要是神经、肌肉兴奋性增高，表现为烦躁不安、肌肉抽动及震颤，可见惊跳、手足搐搦，常伴有不同程度呼吸改变，心率增快和青紫等，严重时呼吸暂停、喉痉挛等。发作间期一般情况良好。

三、辅助检查

血清总钙＜1.8mmol/L（7mg/dl）或血清游离钙＜0.9mmol/L（3.5mg/dl），血清磷＞2.6mmol/L（8mg/dl），碱性磷酸酶多正常。心电图 Q-T 间期延长（早产儿＞0.2s，足月儿＞1.9s）。

四、护理问题

有窒息的危险与血清钙降低、喉痉挛有关

五、护理措施

（1）迅速提高血清总钙水平，降低神经肌肉的兴奋性。如患儿发生惊厥，遵医嘱稀释后静脉缓慢注射或滴注稀释的 10%葡萄糖酸钙。如心率低于 80 次 /

分，应暂停注射。避免钙浓度过高抑制窦房结引起心动过缓，甚至心脏停搏。

（2）尽量选择粗直、避开关节、易于固定的静脉，穿刺成功后，连接含钙液体进行滴注或推注，完毕后，用生理盐水冲洗，再拔针，以保证钙剂完全进入血管。一旦发生药液外渗，应立即停止注射，给予25%～50%硫酸镁局部湿敷，以免造成组织坏死。

（3）口服氯化钙溶液时，可稀释后服用，较小婴儿服用此药一般不宜超过1周。

莫等闲，白了少年头，空悲切。

——宋·岳飞《满江红》

第九章　泌尿生殖系统疾病病人的护理

第一节　泌尿系统的解剖生理

一、泌尿系统的解剖结构和生理功能

（一）肾

肾为实质性器官，每个肾由约 100 万个肾单位组成，每个肾单位由肾小体及与之相连的肾小管组成，是肾脏的基本功能单位。

1．肾小体　肾小体是由肾小球及肾小囊构成的球状结构。肾小球具有滤过功能，正常成人安静时的双肾血流量约为 1L/min。

2．肾小管　肾小管分为近端小管、细段和远端小管 3 部分，近、远端小管又分为曲部（分别称为近曲小管、远曲小管）和直部 2 段。近、远端小管的直部和细段组成 U 字形的肾小管髓袢。肾小管的主要功能有：①重吸收功能；②分泌和排泄功能；③浓缩和稀释功能。

3．肾小球旁器 肾小球旁器位于皮质肾单位，由球旁细胞、致密斑和球外系膜细胞三者组成。肾素绝大部分由肾小球旁器的球旁细胞分泌，可以感受肾入球小动脉内压力和血容量的变化，当全身有效循环血容量减少时，肾内灌注压下降，入球小动脉内压力下降，肾素分泌增加。

4．肾的皮质和髓质 肾的皮质和髓质内含有大量肾单位和许多集合小管，构成肾的实质部分。当机体组织缺氧时，肾脏产生红细胞生成激素（EPO）增多，刺激骨髓红系增殖、分化，使红细胞数目增多和血红蛋白合成增多。同时，肾脏是肾外分泌的许多激素如甲状腺激素、抗利尿激素、降钙素等作用的重要靶器官，也是降解一些肾外激素如促胃液素、胰岛素、胰高血糖素等的主要场所。

（二）输尿管、膀胱和尿道

1．输尿管 输尿管全长粗细不等，有 3 个狭窄部，即输尿管的起始部、跨越髂血管处、膀胱壁内，是结石易滞留之处。

2．膀胱 成人一般容量为 300～500ml。

3．尿道 男性尿道成人平均长 18cm，尿道全程有尿道内口、尿道膜部、尿道外口 3 处狭窄，是尿路结石最易滞留处。女性尿道较男性尿道宽、短、直，起于尿道内口，以尿道外口开口于阴道前庭，长约 3～5cm，由于女性尿道宽、短、直，后方又邻近肛门等原因，因而易患尿路逆行感染。

二、女性生殖系统炎症特点

女性生殖系统解剖生理特点

（1）两侧大阴唇自然合拢，遮掩尿道口、阴道口。

（2）在盆底肌的作用下阴道口闭合，阴道前、后壁紧贴，可以防止外界的污染。

（3）阴道具有自净作用。

（4）宫颈黏膜为柱状上皮细胞。

（5）宫颈阴道部为鳞状上皮细胞。

第二节　肾小球肾炎病人的护理

一、急性肾小球肾炎

（一）病因

本症是由β溶血性链球菌A组感染引起的一种免疫复合物性肾小球肾炎。

（二）临床表现

本病好发于儿童，男性多见。

典型表现　水肿、血尿、高血压及程度不等的肾功能受累。

（1）水肿：是最常见的症状，初仅累及眼睑及颜面，晨起重；重者波及全身，少数可伴胸、腹腔积液。

（2）血尿：几乎全部患者均有肾小球源性血尿，镜下血尿为主，肉眼血尿尿色可呈洗肉水样。

（3）高血压：见于30%～80%的病例，系因水、钠潴留、血容量扩大所致，一般为轻或中度增高。

（三）辅助检查

1. 尿液检查　尿液镜下检查，尿中红细胞多为变形红细胞，还可见红细胞管型，是急性肾炎的重要特点。尿沉渣还可见肾小管上皮细胞、白细胞、透明和颗粒管型。尿蛋白通常为＋～＋＋。

2．肾功能检查 肾小球滤过率（GFR）呈不同程度下降，但肾血浆流量仍可正常。临床常见一过性氮质血症，血中尿素氮、肌酐增高。

（四）治疗原则

以卧床休息和对症治疗为主。

1．卧床休息 急性期症状明显者通常需卧床休息4～6周，待肉眼血尿消失、血压恢复正常、水肿减退即可逐步增加室内活动量。3个月内宜避免剧烈体力活动。

2．对症治疗 宜限制盐、水、蛋白质摄入，利尿、降压治疗。

3．控制感染灶

4．透析治疗 发生急性肾衰竭且有透析指征者，应及时给予短期透析治疗，以度过危险期。

（五）护理措施

饮食管理 给予高糖、高维生素、适量蛋白质和脂肪的低盐饮食。

附：小儿肾小球肾炎的特点及泌尿道感染的特点

（一） 小儿尿量的特点

小儿尿量个体差异较大，见表9-1。

表9-1 各阶段小儿尿量

年龄	正常尿量（ml/d）	少尿（ml/d）	无尿（ml/d）
婴儿期	400～500	200	50
幼儿期	500～600		

表 9-1 各阶段小儿尿量（续表）

学龄前期	600～800	300
学龄期	800～1400	400

护考宝点：考生在记忆异常尿量时，可将小儿与成人进行对比。对成人而言，24h 尿量<400ml 或每小时尿量<17ml，称为少尿。24h 尿量<100ml，称为无尿。24h 尿量>2500ml，称为多尿。

（二）小儿急性肾小球肾炎的特点

1．急性期的严重并发症

（1）严重循环充血

（2）高血压脑病

（3）急性肾衰竭

2．护理措施 一般起病 2 周内应卧床休息，待水肿消退、血压降至正常、肉眼血尿消失后，可下床轻微活动或户外散步；1～2 个月内活动量宜加限制，3 个月内避免剧烈活动；尿内红细胞减少、血沉正常可上学，但需避免体育活动；Addis 计数正常后恢复正常生活。（此部分是考试重点，需熟练掌握）

二、慢性肾小球肾炎

以青、中年男性居多，临床上以水肿、高血压、蛋白尿、血尿及肾功能损害为基本表现。

（一）病因★★★★★

肾小球肾炎的致病原因不甚清楚，仅少数病人由急性肾炎迁延不愈转变而来，大多数病人隐匿起病，肝炎病毒感染可能与慢性肾炎的发病有一定的关系。发病的起始因素是免疫介导炎症，多数病例肾小球内有免疫复合物沉积。

（二）临床表现

1．尿液改变 ①蛋白尿；②血尿；③尿量一般在每日 1000ml 以下；肾小管功能损害明显者，夜尿增多。

2．轻、中度水肿 多为眼睑、颜面水肿和（或）双下肢水肿。

3．高血压

4．肾功能呈进行性损害

（三）辅助检查

尿检查 蛋白尿＋～＋＋＋，有肉眼血尿或镜下血尿及管型尿。24h 尿蛋白定量常在 1～3g；尿中多形性红细胞及管型尿（颗粒管型、透明管型）等；尿比重多在 1.020 以下，晚期常固定在 1.010。

（四）治疗原则

本病的治疗原则为防止和延缓肾功能进行性恶化，改善临床症状及防止严重并发症为主要目的。

（1）应避免体力活动、受凉，防止感染，避免用对肾有损害的药物。

（2）低蛋白、低磷饮食，应选优质蛋白食物。

（3）水肿、高血压病人应限制盐（3g/d）的摄入。

（4）利尿、降压、抗凝治疗，ACEI 或 ARB 除具有降压作用外，还有减少尿蛋白和延缓肾功能恶化的肾脏保护作用。

（五）健康教育

（1）指导病人注意生活规律，避免过劳，防止受凉，注意个人卫生，预防感染，以免复发。

（2）按医嘱坚持用药，不得自行停药或减量，避免应用对肾脏有损害药物如链霉素、庆大霉素和卡那霉素等。

（3）女性病人不宜妊娠。

第三节　肾病综合征病人的护理

一、病因

1．大量蛋白尿　由于肾小球滤过膜通透性增加，大量血浆蛋白漏出，形成大量蛋白尿。

2．低白蛋白血症　血浆蛋白从尿中丢失，及肾小管对重吸收的白蛋白进行分解，出现低白蛋白血症。

3．高脂血症　当肝脏代偿合成蛋白质时，脂蛋白合成亦随之增加，导致高脂血症。

4．水肿　低白蛋白血症导致血浆胶体渗透压减低，水分外渗。

护考宝点：考生应理解肾病综合征的临床表现。蛋白尿→低蛋白血症→血浆胶体渗透压下降→水肿。

二、临床表现

（一）水肿

为最常见症状，且较重。晨起眼睑、头枕部及腰骶部水肿较显著，起床后则逐渐以下肢为主，呈可凹性，严重时出现腹腔积液及双侧腹腔积液。伴有尿量减少。

（二）高血压

成人肾病综合征部分病人有高血压，水肿明显者可随水肿消退而降为正常。

三、治疗原则

1．休息 严重水肿、体腔积液时需卧床休息。

2．饮食 采用优质蛋白（富含必需氨基酸的动物蛋白），热量要保证充分，每日每千克体重不少于126～147kJ（30～35kcal）。水肿时应低盐（食盐<3g/d）。

护考宝点：除肾病综合征应摄取优质生物蛋白以外，其他肾脏疾病均为低蛋白饮食。

3．利尿消肿

4．减少尿蛋白 血管紧张素转换酶抑制剂能直接降低肾小球内高压，从而减少尿蛋白排泄，并延缓肾功能损害。

5．药物治疗

（1）激素治疗，糖皮质激素应用一定要遵从下列用药原则：

1）起始用量要足。

2）减撤药物要慢。

3）维持用药要久，服半年至1年或更久。

（2）细胞毒药物环磷酰胺，不良反应有骨髓抑制、中毒性肝炎、出血性膀胱炎及脱发，并可出现性腺抑制（尤其男性）。

第四节　慢性肾衰竭病人的护理

慢性肾衰竭是各种慢性肾实质疾病进行性发展的最终结局，主要表现为肾功能减退，代谢产物潴留引起全身各系统症状，水、电解质紊乱及酸碱平衡失调的一组临床综合征。

一、临床表现★★★★★

1．消化系统 食欲减退、腹部不适，是最早、最常出现的症状。此外病人多有恶心、呕吐、呃逆、腹泻、消化道出血、口腔尿臭味。

2．心血管系统

（1）高血压：大部分病人有不同程度的高血压，主要与水钠潴留有关，部分也与肾素活性增高有关。

（2）心力衰竭：是尿毒症病人最常见死亡原因。与高血压、水钠潴留、贫血、尿毒症性心肌病等有关。

（3）尿毒症性心包炎：表现为胸痛、心前区可听到心包摩擦音，多与尿毒症毒素沉着有关。

（4）动脉粥样硬化：病人常有高甘油三酯血症及轻度胆固醇升高。

3．呼吸系统 酸中毒时呼吸深而长。

4．血液系统 贫血主要是由于红细胞生成素减少，并有出血现象。

护考宝点：肾脏除了排泄代谢废物以外，还具有分泌促红细胞生成素。当肾衰竭时，红细胞生成素减少，导致病人出现贫血。

5．皮肤表现 皮肤失去光泽，干燥、脱屑，尿素随汗在皮肤排出，可形成尿素霜，刺激皮肤引起瘙痒。

6．继发感染 免疫系统功能低下、白细胞功能异常有关。以肺部及泌尿系统感染多见。

7．水、电解质和酸碱平衡失调

护考宝点：肾衰竭少尿期的水、电解质、酸碱平衡失调可简单地记为“三高、三低”，三高即高钾、高磷、高镁，三低为低钠、低钙、低氯。多尿期水、电解质、酸碱平衡失调为低钠、低钾。

二、辅助检查

尿常规 尿蛋白+～+++，晚期可阴性。尿沉渣有管型，蜡样管型对诊断有意义。

三、治疗原则

（一）治疗原发病和纠正加重肾衰的可逆因素是关键

（二）对症治疗

高血压 容量依赖型高血压病人，限水钠、配合利尿药及降压药等综合治疗；对肾素依赖型高血压，应首选血管紧张素转换酶抑制剂。

四、护理措施

（一）一般护理

(1)休息：尿毒症期应卧床休息以减轻肾脏负担。

(2)给予高维生素、高热量、优质低蛋白，低磷高钙饮食，主食最好采用麦淀粉。

（二）病情观察

观察体重、尿量变化，以及液体出入量情况，并正确进行记录。

（三）对症护理

少尿、高钾血症

(1)观察血钾检验报告和心电图情况，及时与医师取得联系。

（2）采集血钾标本时针简要干燥，采血部位结扎勿过紧，血取出后沿试管壁注入，以防溶血，影响检验结果。

（3）忌进含钾量高的食物和药物（包括钾盐青霉素、螺内酯等）。

（4）忌输库存血，因库存血含钾量较高（贮存5～8d，每1000ml血液的血浆中含有22mmol的钾）。

第五节 急性肾衰竭病人的护理

一、病因

1．肾前性急性肾衰竭 如呕吐腹泻，休克，大面积烧伤，充血性心力衰竭等。肾小管变性及坏死是常见急性肾衰竭的原因。

2．肾性急性肾衰竭 如急性挤压伤、急性肾毒性物质等。

3．肾后性急性肾衰竭 如输尿管结石、尿道梗阻、膀胱颈梗阻等。

护考宝点：肾前性肾衰竭主要是因肾血流量减少引起；肾性肾衰竭主要是因肾脏本身疾病引起，肾后性肾衰竭主要是因梗阻因素引起。

二、临床表现

急性肾衰竭临床上将其分为少尿期、多尿期及恢复期三个阶段。

1．少尿期

（1）少尿或无尿期：每日尿量持续少于 400ml

为少尿，少于100ml为无尿。尿色深而混浊，尿内有蛋白、红细胞、白细胞、上皮细胞及其碎片和颗粒管型。

（2）进行性氮质血症。

（3）水、电解质和酸碱平衡失调：表现为水过多，严重者可导致急性心衰、肺水肿或脑水肿；高钾血症可诱发各种心律失常，重者心室颤动、心跳骤停；代谢性酸中毒；可有高磷、低钙、低钠、低氯血症等。

高血钾症是急性肾衰竭最严重的并发症，是起病第一周死亡最常见的原因。

2．多尿期　是肾功能开始恢复的标志。多尿期血尿素氮、肌酐等随尿量增多而逐渐下降，尿毒症症状也随之好转。多尿期早期仍可有高钾血症，后期则易发生低钾血症。

3．恢复期　病人尿量正常，病情稳定，各项检验指标平稳。

三、治疗原则

1．少尿期　保持液体平衡，一般采用“量出为入”的原则，每日进水量为一天液体总排出量加500ml。要供给基础热量，125～167kJ/（kg·d）〔30～40kcal/（kg·d）〕；予以高糖、适量脂肪及限制蛋白饮食；注重钾平衡、纠正酸中毒、积极控制感染。

2．多尿期　最初1～2d仍按少尿期的治疗原则处理。尿量明显增多后注重水及电解质的监测，尤其是钾的平衡。

四、护理措施★★★★★

饮食护理

（1）限制蛋白质摄入，降低血尿素氮，减轻尿毒症症状，可给予高生物效价优质蛋白质（如瘦肉、鱼、禽、蛋、奶类）饮食。

（2）保证热量供给：低蛋白饮食的病人需注意提供足够的热量，以减少体内蛋白质的消耗，保持机体的正氮平衡。热量供给主要由碳水化合物和脂肪供给。为摄入足够的热量，可食用植物油和食糖，并注意供给富含维生素 C、维生素 B 族和叶酸的食物。必要时静脉补充营养物质。

（3）维持水平衡：少尿期应严格计算 24h 的出入液量，按照“量出为入”的原则补充入液量，24h 的补液量应为显性失液量及不显性失液量之和减去内生水量。

（4）减少钾的摄入：尽量避免食用含钾多的食物，如白菜、萝卜、榨菜、橘子、香蕉、梨、桃、葡萄、西瓜等。忌输库存血，因库存血含钾量较高。

第六节　尿石症病人的护理

尿石症包括肾结石、输尿管结石、膀胱结石和尿道结石。尿路结石可引起泌尿系统的直接损伤、梗阻、感染和肾衰竭。

一、病因

（一）流行病学因素

包括年龄、性别、职业、饮食成分和结构、水分摄入量、气候、代谢和遗传等因素影响尿路结石的形成。

（二）尿液因素

（1）形成结石物质排出过多，尿液中钙、草酸或尿酸排出量增加。

（2）尿 pH 改变： 磷酸钙及磷酸镁铵结石易在碱性尿中形成，尿酸结石和胱氨酸结石在酸性尿中形成。上尿道结石大多为草酸钙结石，膀胱结石以磷酸镁胺结石为主。

（3）尿液浓缩及尿中抑制晶体形成物质不足。

（三）泌尿系局部因素

尿路梗阻、尿路感染及尿路异物。

二、临床表现★

1．肾和输尿管结石　主要表现是与活动有关的疼痛和血尿。

（1）疼痛：肾结石可引起肾区疼痛伴肋脊角叩痛。肾盂内大结石及肾盏结石，可无明显症状。当结石在肾盂输尿管处嵌顿时，可出现肾绞痛，绞痛突然发生，并向肩部、输尿管、下腹部及会阴部放射，同时伴有恶心、呕吐。

（2）血尿：绞痛发作时或发作后，出现肉眼或镜下血尿。血尿为结石损伤黏膜所致，疼痛和血尿相继出现是肾和输尿管结石的特点，多为镜下血尿，损伤严重时有肉眼血尿。

2．膀胱结石

（1）排尿突然中断：膀胱结石的典型症状，改变体位尿可继续排出。

（2）排尿困难和膀胱刺激征

三、治疗原则

（一）非手术治疗

适用于结石小于 0.6cm，包括自行排石和药物排石。

（二）体外冲击波碎石（**ESWL**）

大多数上尿路结石适用此法，最适宜于<2.5cm 的结石。两次治疗间隔时间大于 7d。

（三）手术治疗

四、护理措施

（一）非手术治疗

（1）大量饮水，每日饮水量 3000ml 以上。

护考宝点：泌尿系感染、尿路结石、腹泻、尿失禁、高热、痰液黏稠者均需多饮水。

（2）根据结石部位，指导体外冲击波碎石治疗后的排石体位。对于肾结石体外冲击波碎石治疗后嘱病人向患侧卧位 48～72h，以后逐渐间断起立，以防碎石屑快速排出形成结石，造成输尿管梗阻。

护考宝点：肾结石体外冲击波碎石术后取患侧卧位，可减慢结石碎末流出的速度，防止结石碎末在流出过程中再次形成结石。

（二）手术治疗

肾实质切开取石及肾部分切除的病人，应绝对卧床 2 周，以减轻肾的损伤，防止再出血。

五、健康教育

1．饮水防石　常规每天需饮水 3000ml 以上，并且要平均分于全天，尤其是睡前及半夜饮水效果更好。为预防结石的复发，每天尿量应维持在 2000～3000ml。

2．饮食指导　根据结石成分调节饮食。动物蛋白和食糖的摄入要适量。（除主食外，每天需补充蛋白质 25～30g）。含钙结石者宜食用含纤维丰富之食物，限制含钙，草酸成分多的食物。浓茶、菠菜、番茄、土豆、芦笋等含草酸量高。牛奶、奶制品、豆制品、巧克力、坚果含钙量高。尿酸结石者不宜服用含嘌呤高的食物，如动物内脏。

第七节　泌尿系统损伤病人的护理

一、肾损伤

（一）病因★★★★★

1．开放性损伤　因枪弹、刀刃等锐器所致损伤。

2．闭合性损伤　因直接暴力或间接暴力等所致的损伤。直接暴力时由于腹部或背腰部受到外力冲撞或挤压是肾损伤最常见的原因。根据损伤程度分为肾挫伤、肾部分裂伤、肾全层裂伤和肾蒂损伤。

（二）临床表现

1．血尿　是肾损伤的常见症状，轻微肾损伤仅见镜下血尿，如肾挫伤；严重肾裂伤则呈大量肉眼血尿，血块可阻塞尿道；肾蒂血管断裂或输尿管断裂时，血尿可不明显，甚至无血尿。

2．疼痛

3．腰、腹部肿块

4．发热

5．休克　单纯性肾挫伤，休克多不严重。

（三）辅助检查

实验室检查 血尿是诊断肾损伤的重要依据。

（四）护理措施

（1）休息：绝对卧床休息 2～4 周。

护考宝点：肾脏损伤的病人应绝对卧床休息，防止出血。除此之外，肝癌术后、门静脉高压症分流术后也应卧床休息。

（2）严密监测血压、脉搏、呼吸、神志。

（3）观察疼痛的部位及程度：尿液、血液渗入腹腔或同时有腹腔内脏损伤，可出现腹部疼痛及腹膜刺激症状。

（4）有手术指征者，在抗休克同时，积极进行各项术前准备。

（五）健康教育

（1）大部分肾挫裂伤病人经非手术疗法可治愈，绝对卧床休息是因为肾组织比较脆弱，损伤后 4～6 周肾挫裂伤才趋于愈合，过早活动易使血管内凝血块脱落，发生继发性出血。恢复后 2～3 个月不宜从事重体力劳动，不宜做剧烈运动。

（2）多饮水，保持尿路通畅，减少尿液对损伤创面的刺激。

（3）经常注意尿液颜色、排尿通畅程度及伤侧肾局部有无胀痛感觉，发现异常及时复查。

（4）5 年内定期复查，以便及时发现并发症。

（5）严重损伤致肾脏切除后，病人应注意保护对侧肾脏。

二、膀胱损伤

（一）病因

1. 闭合性腹部损伤 可由直接或间接暴力所致，可合并腹部其他器官损伤或尿道损伤。膀胱充盈时遭受外力打击，易导致膀胱破裂。大多数闭合性膀胱破裂是由于骨盆骨折所致。

2．开放性腹部损伤

3．医源性损伤

（二）临床表现

1．休克

2．腹痛和腹膜刺激症状

3．血尿和排尿困难

4．尿瘘

（三）辅助检查

膀胱造影 是确诊膀胱破裂的主要手段。

（四）护理措施

耻骨上膀胱造瘘的护理。

（1）保持引流管通畅

（2）冲洗导管

（3）拔管时间：一般留置12d。拔管前先夹管，观察尿道排尿通畅才可拔管，如尿道排尿困难则延期拔管，拔管后造口有少量漏尿为暂时现象。长期留置者应每隔4～6周，在无菌的条件下更换造瘘管。

三、尿道损伤

前尿道包括球部和阴茎体部，损伤以球部多见；后尿道包括前列腺和膜部，损伤以膜部多见。

（一）病因

1．开放性损伤 因弹片、锐器伤所致。

2．闭合性损伤 常因外来暴力所致，多为挫伤或撕裂伤。会阴部骑跨伤可引起尿道球部损伤，是最多见的尿道损伤。骨盆骨折引起膜部尿道撕裂或撕断，是后尿道损伤最常见的原因。

（二）临床表现

尿道损伤最主要的临床表现是尿道出血，排尿困难及尿潴留。常发生休克，特别是骨盆骨折后尿道损伤或合并其他内脏损伤者。休克的程度常与损伤严重程度一致，出血性休克常为早期死亡原因之一。

1．休克

2．疼痛

3．尿道出血

4．排尿困难

5．血肿及尿外渗

（三）治疗原则

1．紧急处理　合并休克者首先应抗休克治疗。骨盆骨折病人须平卧，勿随意搬动，以免加重损伤。尿潴留不宜导尿或未能立即手术者，可行耻骨上膀胱穿刺。

2．非手术治疗　闭合性损伤应首先在严格无菌条件下试插导尿管，如试插成功，应留置导尿管 7～14d 作为支架，以利于尿道的愈合。

3．手术治疗　试插导尿管不成功者考虑手术治疗。

护考宝点：尿道损伤术后应定期做尿道扩张术，间隔时间不少于 3d，以防止尿道狭窄。

第八节　尿路感染病人的护理

一、病因

（一）致病菌

以大肠埃希菌最为多见。

护考宝点：急性肾盂肾炎、继发性腹膜炎、胆囊炎等主要致病菌是大肠杆菌。

（二）感染途径

上行感染是最常见的感染途径。

护考宝点：肾盂肾炎多见于女性，由于女性的尿道口邻近阴道、肛门，所以上行感染是肾盂肾炎最常见的感染途径。

二、临床表现★★★★

1．膀胱炎 主要表现为尿频、尿急、尿痛，伴有耻骨弓上不适。

2．急性肾盂肾炎 起病急骤、畏寒、发热、体温可达40℃，常伴头痛、全身不适、疲乏无力、食欲减退、恶心、呕吐等全身症状。泌尿系统表现有尿频、尿急、尿痛及下腹部不适，可有腰痛、肾区叩击痛，肋脊角有压痛，部分病人有膀胱区、输尿管走行区压痛，尿液混浊或有血尿。

3．慢性肾盂肾炎 临床表现多不典型，病程长，迁延不愈，反复发作。

三、辅助检查

尿细菌定量培养 临床常用清洁中段尿作细菌培养、菌落计数、尿细菌定量培养的临床意义为：菌落计数≥10^5/ml为有意义，10^4～10^5/ml为可疑阳性，＜10^4/ml则可能是污染。是确诊泌尿道感染最有意义的检查。

四、护理措施

（1）急性发作期的第1周应卧床休息，慢性肾盂肾炎病人一般也不宜从事重体力活动。

（2）进食清淡并含丰富营养的食物，补充多种维生素。多饮水，一般每天饮水量要在 2500ml 以上，督促病人 2h 排尿 1 次以冲洗细菌和炎症物质，减少炎症对膀胱和尿道的刺激。

（3）清洁中段尿培养标本的采集

1）留取标本前用肥皂水清洗外阴，不宜使用消毒剂。

2)宜在使用抗生素药物前或停药后 5d 收集标本，不宜多饮水，并保证尿液在膀胱内停留 6～8h，以提高阳性率。

3）指导病人留取中间一段尿置于无菌容器内，于 1h 内送检，以防杂菌生长。

五、健康教育

肾盂肾炎的诱因主要有劳累、感冒、会阴部不清洁及性生活等，教育病人避免尿路感染反复发作，注意个人卫生，每天清洗会阴部，局部有炎症时要及时诊治。避免过度劳累，多饮水、少憋尿，清淡饮食，保持大便通畅，禁止盆浴。如果与性生活有关，可在性生活后排尿，并口服抗生素药物。

第九节　前列腺增生病人的护理

良性前列腺增生简称前列腺增生，是老年慢性常见病。

一、临床表现

1. 尿频　是前列腺增生病人最早出现的症状。

2．进行性排尿困难 是前列腺增生病人的典型表现症状。

护考宝点：应重点记忆区别疾病的最早症状和最典型的症状。

二、护理措施★★

术后护理

1．维持膀胱冲洗 通畅术后常规用生理盐水持续膀胱冲洗 1～5d。膀胱冲洗期间应准确记录冲洗量和排出量，尿量=排出量－冲洗量。

护考宝点：颜色深提示膀胱出血量多，因此应加快冲洗速度，防止血凝块堵塞尿道口。

2．不同手术方式的护理

（1）经尿道切除术（TURP）：观察有无 TURP 综合征。TUR 术后 3～5d 尿液颜色清澈，即可拔除导尿管。

（2）开放手术：耻骨后引流管术后 3～4d 待引流量很少时拔除；耻骨上前列腺切除术后 5～7d、耻骨后前列腺切除术后 7～9d 拔出导尿管；术后 10～14d，若排尿通畅拔除膀胱造瘘管，然后用凡士林油纱布填塞瘘口，排尿时用手指压迫瘘口敷料以防漏尿，一般 2～3d 愈合。

3．预防感染 病人留置导尿管加之手术所致免疫力低下，易发生尿路感染和生殖道感染，术后应观察体温及白细胞的变化，观察有无睾丸、附睾肿大及疼痛，观察有无畏寒、发热症状。早期应用抗生素，每日用消毒棉球擦拭尿道外口 2 次，以免引起泌尿系统逆行感染。

第十节　外阴炎病人的护理

外阴炎主要指外阴部的皮肤与黏膜的炎症。由于外阴与肛门、阴道、尿道相邻且暴露于外界，因此极易发生炎症。

一、临床表现

1．症状　外阴瘙痒、疼痛、红肿、烧灼感，性交、排尿、排便后加重，严重者可出现外阴溃疡。

2．体征　外阴部充血、肿胀、糜烂，有抓痕，重者溃疡或湿疹；慢性病人外阴皮肤或黏膜增厚、粗糙、皲裂。

二、护理措施

1．治疗指导　教会病人坐浴方法及注意事项。

（1）局部使用 1:5000 的高锰酸钾溶液坐浴，水温在 40℃左右，每次 20min 左右，每日 2 次。若有溃疡可用抗生素软膏涂抹。

（2）坐浴时应将会阴部浸没于浸泡液中。

（3）月经期间禁止坐浴。

2．护理指导　指导病人做好外阴部的护理，减少局部摩擦和混合感染的发生。

三、健康教育

(1)讲解引起外阴炎症的原因及预防护理的相关知识。

（2）指导病人保持外阴清洁、干燥，注意经期、孕期、分娩期及产褥期卫生。

（3）指导病人纠正不正确的饮食及生活习惯。不饮酒，限制辛辣饮食的摄入。

（4）加强生活指导，教育尿瘘、粪瘘病人注意个人卫生便后及时清洗会阴，更换内裤。

（5）指导糖尿病病人自我检测血糖，并注意个人卫生保持外阴清洁、干燥。

第十一节　阴道炎病人的护理

一、滴虫阴道炎

（一）病因

引起此病的病原体为阴道毛滴虫。

（二）临床表现

1．症状　稀薄的泡沫状白带增多及外阴瘙痒，可伴有烧灼感，疼痛和性交痛，如伴尿道感染时，有尿频、尿急、尿痛或血尿。

2．体征　阴道黏膜充血；严重者有散在出血斑点；白带呈灰白色、黄白色或黄绿色脓性泡沫状。

（三）治疗原则★

1. 全身用药　口服甲硝唑，治愈率为 90%～95%。

2. 局部用药　1%乳酸或 0.1%～0.5%醋酸溶液阴道灌洗后，阴道放甲硝唑泡腾片。

二、外阴阴道假丝酵母菌病

（一）病因

白色假丝酵母菌是一种寄生于阴道、口腔、肠道的条件致病菌。外阴阴道假丝酵母菌病可通过自身传染；性交直接传染；接触被污染的衣物间接传染。

（二）临床表现

1．症状 外阴瘙痒，灼痛，白带呈豆渣样。

2．体征 外阴有抓痕，黏膜有白色膜状物，急性期可见糜烂及浅表溃疡。

（三）治疗原则★★

1．消除诱因 积极治疗糖尿病，及时停用广谱抗生素、雌激素、皮质类固醇激素。

2．局部用药 首选2%～4%碳酸氢钠溶液坐浴。

护考宝点：在三种阴道炎中，除外阴阴道假丝酵母菌病用碳酸氢钠灌洗外，其余两种均用醋酸灌洗。

三、细菌性阴道病

（一）病因

细菌性阴道病为阴道内菌群失调所致的一种混合感染。

（二）临床表现

1．症状 10%～40%病人无任何症状，有症状者主诉白带增多并有难闻的臭味或鱼腥味。可有轻度外阴瘙痒或烧灼感。

2．体征 白带为均匀一致的量较多的稀薄白带，阴道黏膜无红肿或充血等炎症表现。无滴虫、念珠菌或淋菌感染。

四、老年性阴道炎

（一）病因

绝经后妇女卵巢功能减退，雌激素水平降低，阴道黏膜萎缩变薄，乳酸杆菌减少，阴道pH上升，局部抵抗力下降，引起致病菌的侵入和繁殖，而引发阴道炎症。

（二）临床表现

1．症状 阴道分泌物增多，白带呈稀薄淡黄色或血性白带，外阴瘙痒，灼热感及尿频、尿痛、尿失禁等。

2．体征 检查见阴道呈老年性改变；上皮萎缩；皱襞消失；上皮平滑；菲薄；阴道黏膜充血；常有小出血点。

（三）治疗原则

1. 增加阴道酸度 1%乳酸或0.1%～0.5%醋酸液冲洗阴道每日1次。

2．局部用药 甲硝唑200mg阴道内放药，共用7～10d。

3．雌激素替代疗法 乳癌及子宫内膜癌者禁用。

第十二节 宫颈炎和盆腔炎病人的护理

一、宫颈炎

子宫颈炎根据病理改变可分为：宫颈糜烂、宫颈肥大、宫颈息肉、宫颈腺囊肿、宫颈管炎五种，其中以宫颈糜烂最为常见。

（一）病因

1．急性宫颈炎病因 常见病因是由淋病奈瑟菌，沙眼衣原体引起的感染。

2．慢性宫颈炎病因 此病的病原体主要为葡萄球菌、链球菌、大肠杆菌及厌氧菌，近年来淋菌及沙眼衣原体也已成为常见的病原体。

（二）临床表现及分型

1．急性宫颈炎临床表现 大量脓性白带；腰酸；下腹坠痛；尿频；尿急；体温升高；检查见宫颈充血；肿大；有脓性白带从宫口流出。

2．慢性宫颈炎临床表现

（1）**症状**：白带增多；腰骶部疼痛；性交后出血、盆腔部下坠痛或者不孕；尿路刺激症状。

（2）**体征**：妇科检查可见宫颈糜烂；肥大；有时质较硬；有时可见息肉；裂伤；外翻及宫颈腺囊肿。

3．宫颈糜烂分度和分型

（1）根据糜烂面积大小分为3度。

1）轻度：糜烂面积小于整个宫颈面积的1/3。

2）中度：糜烂面积占整个宫颈面积的1/3～2/3。

3）重度：糜烂面积占整个宫颈面积2/3以上。

（2）根据宫颈糜烂的深浅程度分为单纯型、颗粒型和乳突型。

二、盆腔炎症

盆腔炎是女性内生殖器及其周围结缔组织、盆腔腹膜发生的炎症。

（一）病因

急性盆腔炎常见于产后感染、宫腔内手术操作后感染、性生活不洁或过频、经期不注意卫生、邻近器官炎症蔓延等。慢性盆腔炎常见于急性盆腔炎治疗不彻底或机体抵抗力低下病程迁延不愈以及慢性输卵管、卵巢、盆腔组织的炎症而形成的瘢痕粘连、盆腔充血。

（二）临床表现★★

1.慢性盆腔炎临床表现

（1）症状：下腹坠痛、腰骶部酸痛，月经前、后加重；月经量增多，可伴有不孕。

（2）体征：子宫及双侧附件有轻度压痛、子宫一侧或双侧有增厚，压痛，宫骶韧带增粗、变硬、有触痛。

2.急性盆腔炎临床表现

（1）症状：下腹痛伴发热，严重者可出现高热，寒战等，消化系统症状（腹膜炎时），膀胱刺激症状或直肠刺激症状。

（2）体征：病人呈急性病容，体温升高，心率加快，下腹有压痛、反跳痛、宫颈充血有举痛、子宫体增大，有压痛，活动受限，双侧附件压痛明显。

（三）护理措施

1．急性盆腔炎的护理措施

（1）给予高蛋白、高热量、高维生素、易消化的饮食。

（2）禁止经期性生活、热敷、按摩腹部及阴道灌洗及不必要的妇科检查，防止炎症扩散。

（3）协助病人保持半坐卧位，以促进脓液局限，减少炎症扩散。

2．慢性盆腔炎的护理措施

（1）指导病人养成良好的卫生习惯，经期不要盆浴、游泳、性交、过度劳累等，注意性生活卫生。

（2）指导病人遵医嘱用药，不中途停药，确保疗效。

（3）减轻病人不适，遵医嘱给予镇静止痛药，注意观察用药后反应。

第十三节　功能失调性子宫出血病人的护理

一、病因

导致功能失调性子宫出血的内、外因包括应急、恐惧、忧伤、精神过度紧张、气候和环境变化，过度劳累和某些疾病等因素通过大脑皮质和神经递质，引起下丘脑–垂体–卵巢轴的功能调节异常。

二、临床表现

（一）无排卵性功血

（1）不规则的子宫出血，月经周期紊乱，经期长短不一。

（2）月经淋漓不净，经量过多，可出现贫血。

（3）经期无下腹疼痛或其他不适。

（二）有排卵性月经失调

（1）月经周期缩短，月经频发或月经周期正常，而经期延长。

（2）生育年龄妇女可出现不孕或在孕早期流产。

护考宝点：孕激素有升高体温的作用，因此有排卵者的基础体温曲线呈双向型，无排卵者基础体温始终处于较低水平。

三、护理措施

（1）保持会阴清洁，每日用 1:5000 的高锰酸钾溶液会阴冲洗两次。勤换卫生护垫和内裤，预防逆行性感染。

（2）出血期间禁止性生活及坐浴。

（3）大出血的病人应绝对卧床休息，注意观察生命体征及意识状态。详细记录病人的生命体征及出血量，嘱病人保留会阴垫及内裤等以便准确估计出血量。对出血多者，要绝对卧床休息，遵医嘱做好配血、输血、止血等工作，维持病人正常的血容量。

第十四节　痛经病人的护理

痛经是妇科常见的症状之一，分为原发性痛经和继发性痛经，其中原发性痛经占痛经 90%以上，本节仅叙述原发性痛经。

一、临床表现

（1）主要表现为阵发性、痉挛性下腹疼痛。疼痛可放射至外阴、肛门、腰骶部、大腿内侧。最早出现疼痛为经前 12h，第一天来潮最剧烈，2～3d 后缓解。

（2）常伴有恶心、呕吐、腹泻、乏力、头痛等症状。

二、护理措施★

（1）鼓励病人积极锻炼身体，改善不良的生活习惯。

（2）缓解症状：遵医嘱给予止痛药、镇静剂；腹部热敷或进食热饮。

（3）经期经常服用止痛剂的病人，应注意观察药物依赖症状的出现，并提供给医生。

第十五节　围绝经期综合征病人的护理

临床表现

1. 月经改变　主要症状为月经紊乱、闭经。主要表现为月经频发、月经稀发、不规则子宫出血和闭经。

2. 全身症状　血管舒缩症状和精神神经症状，如阵发性潮热，出汗，汗后畏冷，情绪不稳定，激动易怒、情绪低落、忧郁、多疑、不能自我控制，记忆力减退，行动迟缓、性欲下降等。

3. 心血管症状　血压不稳定，心悸、胸闷等。绝经后动脉粥样硬化、心肌梗死、高血压和脑出血的发生率逐渐增高。

4. 泌尿生殖道症状　生殖器官萎缩，阴道黏膜变薄，分泌物减少，尿道括约肌松弛，常出现尿失禁，排尿困难，反复尿路感染，阴道发干，性交困难，反复发作的阴道炎等症状。

第十六节　子宫内膜异位症病人的护理

一、临床表现

（一）症状

1. 疼痛　为本病的主要症状。

（1）痛经：病人多为继发性痛经且呈进行性加重。

（2）非月经期下腹痛及深部性交痛。

（3）急腹症和盆腔外疼痛。

2．不孕

3．月经异常　表现为月经淋漓不尽、经量增加、经期延长。

（二）体征

妇科检查可触及较大异位囊肿及子宫粘连的肿块，肿块破裂时可出现腹膜刺激征，双合诊检查可发现子宫后倾固定，直肠子宫后陷凹、宫骶韧带扪及触痛性结节。

二、辅助检查

腹腔镜检查　是诊断子宫内膜异位症最佳方法。

第十七节　子宫脱垂病人的护理

根据病人平卧用力向下屏气时子宫下降的程度，将子宫脱垂分为3度。Ⅰ度：宫颈外口距处女膜缘<4cm，未达处女膜缘，称为轻型；当宫颈外口已达处女膜缘，但未超出该缘，妇科检查时可在阴道口看见宫颈，称为重型。Ⅱ度：宫颈已脱出阴道口，宫体仍在阴道内，称为轻型；宫颈和部分宫体已脱出阴道口，称为重型。Ⅲ度：宫颈及宫体全部脱出阴道口外。

一、病因

1．分娩损伤

2．产褥期过早进行体力劳动

3．腹压长期过高

4．盆底组织退行性变或发育不良

二、临床表现

主要为Ⅱ度、Ⅲ度病人的表现，Ⅰ度病人一般无自觉症状。

1．腰背酸痛及下坠感

2．肿物自阴道中脱出

3．排便异常 可出现张力性尿失禁或尿潴留等排尿困难，严重者可出现尿频、尿急、尿痛等泌尿系感染症状。

三、护理措施

1．手术前护理

（1）阴道准备：术前 5d 开始，Ⅰ度脱垂病人应用 1:5000 的高锰酸钾或 0.2%碘伏液坐浴每日 2 次；Ⅱ、Ⅲ度子宫脱垂者阴道冲洗后局部涂抹 40%紫草油或含抗生素的软膏，并更换内裤。

（2）胃肠准备：术前遵医嘱给予无渣半流食 1～2d，高热量流食 1d。遵医嘱给予肠道抗生素口服。手术前一日上午遵医嘱口服全消化道洗肠剂，如番泻叶代茶饮、聚乙二醇电解质散剂等，术前晚及术日晨肥皂水或甘油灌肠剂各洗肠一次。

（3）皮肤准备：常在术前 1d 进行，其范围上至耻骨联合上 10cm，下包括外阴部、肛门周围、臀部及大腿内侧上 1/2。

（4）术晨用消毒液行阴道和宫颈消毒。必要时宫颈涂甲紫。

2．术后护理

（1）术后卧床 7～10d，保留尿管 3～5d，按保留尿管常规护理。大便后清洁会阴至拔尿管。

（2）遵医嘱禁食 1d，高热量流食或无渣半流食

1～2d，后改普食。

第十八节 急性乳腺炎病人的护理

服务热线：010-83120120

急性乳腺炎是乳腺的急性化脓性感染，以初产妇多见。

一、病 因

1. 乳汁淤积 是最常见的原因。

2. 细菌入侵 多为金黄色葡萄球菌感染所致。

护考宝点：致病菌主要为金黄色葡萄球菌的疾病有：急性血源性骨髓炎、急性乳腺炎、疖、痈、手部感染、化脓性关节炎等。

二、临床表现

病人患侧乳房胀痛，局部红、肿、发热、压痛，常有患侧淋巴结肿大和压痛。

三、治疗原则

1. 一般处理 除患乳停止哺乳，并排空乳汁外，局部热敷或理疗以利于早期炎症消散；水肿明显者可用 25%硫酸镁溶液湿热敷。感染严重或并发乳瘘者常需停止哺乳，可口服溴隐亭、己烯雌酚或肌内注射苯甲酸雌二醇，至乳汁停止分泌为止。

2. 脓肿处理 脓肿形成后，及时作脓肿切开引流。切口呈放射状至乳晕处；乳晕部脓肿可沿乳晕边缘作弧形切口；深部脓肿波动感不明显，可在超声波引导下定位穿刺，明确诊断后再在乳房下缘作弓形切口。

四、护理措施

（1）提供高蛋白、高热量、高维生素、低脂肪食物。

（2）防止乳汁淤积：患乳暂停哺乳，定时用吸乳器吸空乳汁。

（3）促进局部血液循环：局部热敷或用宽松的胸罩托起两侧乳房，以减轻疼痛、促进血液循环。

五、健康教育

1．避免乳汁淤积　告知病人此乃预防的关键。

2．保持清洁　每次哺乳前、后均需清洁乳头。

3．纠正乳头内陷　于妊娠期每天挤捏、提拉乳头。

4．防治乳头、乳晕破损　可用自身乳汁涂抹。

理解是记忆之父，重复是记忆之母。

——张银合

第十章　精神障碍病人的护理

第一节　精神障碍症状学

一、常见精神症状

（一）感觉障碍

1．感觉过敏

2．感觉减退

3．内感性不适　是躯体内部产生的各种不舒适和（或）难以忍受的异样感觉，如牵拉、挤压、游走、蚁爬感等。性质难以描述，没有明确的定位。

（二）知觉障碍

1．错觉　指对客观事物歪曲的知觉。如将地上的一条绳索看成一条蛇。

护考宝点：杯弓蛇影、草木皆兵、风声鹤唳为错觉的典型例子。

2．幻觉　指没有现实刺激作用于感觉器官时出现的知觉体验，是一种虚幻的知觉。

（1）幻听：最常见。多见于精神分裂症。

（2）内脏幻觉：是病人对躯体内部某一部位或某一脏器的异常知觉体验，如感到肠扭转、肝破裂、心脏穿孔、腹腔内有虫爬行等。

护考宝点：内脏幻觉与内感性不适的主要区别是内脏幻觉病人能说出具体部位或脏器，而内感性不适的病人说不出具体部位。

3．感知综合障碍 病人对客观事物整体的感知是正确的，但对这一事物的某些个别属性，如形状、大小、位置、距离及颜色等的感知与实际情况不符。

护考宝点：如病人感觉自己眼睛一大一小，大的如鸡蛋，小的如绿豆，即为感知综合障碍。

（三）思维障碍★★★

1．思维形式障碍

（1）联想障碍

1）思维奔逸：又称观念飘忽，指联想速度加快、数量增多、内容丰富生动。多见于躁狂症。

2）思维迟缓：即联想抑制，联想速度减慢、数量的减少和困难。多见于抑郁症。

3）思维贫乏：指联想数量减少，概念与词汇贫乏，脑子空洞无物。见于精神分裂症、脑器质性精神障碍及精神发育迟滞。

4）思维散漫：又称思维松弛，是指病人在意识清晰的情况下，思维的目的性、连贯性和逻辑性障碍。

5）思维破裂：指概念之间联想的断裂，建立联想的各种概念内容之间缺乏内在联系。

（2）思维逻辑障碍

1）象征性思维。

2）语词新作。

3）逻辑倒错性思维。

（3）异己体验

1）思维中断。

2）强制性思维。

3）思维被揭露感或被洞悉感。

2. 思维内容障碍

妄想可分为原发性妄想和继发性妄想。原发性妄想是突然发生的，与病人当时的心理活动和所处环境毫无关系，一旦出现即绝对确信。

（1）被害妄想：是最常见的妄想。

（2）关系妄想。

（3）物理影响妄想。

（4）夸大妄想。

（5）罪恶妄想。

（6）疑病妄想。

（7）钟情妄想：病人坚信自己被异性钟情。主要见于精神分裂症、妄想性障碍等。

（8）嫉妒妄想。

（四）情感障碍

1. 情感高涨

2. 欣快

3. 情感低落　情感低落是抑郁障碍的主要症状。

4. 焦虑

5. 情感淡漠

6. 情感爆发

（五）意志障碍

1. 意志增强

2. 意志减退　多见于抑郁症。

3. 意志缺乏

4. 木僵

5. 蜡样屈曲

6. 自知力缺乏

第二节 精神分裂症病人的护理

一、临床表现

从精神分裂症不同分型及整个病程中所表现出来的症状看，其表现是差别很大的五维症状：即阳性症状、阴性症状、行为症状、认知损害、情感症状。

（一）阳性症状群

1．幻觉 精神分裂症最突出的感知觉障碍是幻觉，最常见的是幻听，主要是言语性幻听。

2．妄想

妄想可分为原发性妄想和继发性妄想。原发性妄想是精神分裂症的特征性症状，对诊断有重要价值。

3．被动体验

4．思维形式障碍

（二）阴性症状群

1．情感迟钝或平淡

2．思维贫乏 语量贫乏，缺乏自主言语，回答问题时异常简短，多为“是”、“否”，很少加以发挥。

3．意志减退

4．兴趣减退与社交缺乏

（三）情感症状群

主要包括病人情感的不协调、情感倒错、矛盾情感、情感平淡或淡漠等。

（四）行为症状群

1. 冲动攻击行为

2. 紧张综合征

3. 行为障碍

（五）认知症状群

二、护理措施

安全护理

（1）重点病人心中有数，尤其要注意那些受幻觉妄想支配，但思维内容不暴露的病人，要严密观察病人的情感反应，通过病人的外显行为，发现病人的异常表现，及时阻止，防止意外发生。

（2）每 30min 巡视一次，确保病人安全。对自伤、自杀、伤人、兴奋冲动的病人应安置在重点病室。对严重自杀倾向的病人设专人护理，24h 在护理人员视线范围内活动。对极度兴奋，有可能造成意外的病人必要时要进行保护性约束。对不合作的病人要适当限制其活动范围，防止病人出现私自外出行为。

（3）加强病房设施的检查，发现问题及时处理。办公室、治疗室、饭厅、浴室、杂物间要随时锁门。病人入院、探视、返院后，要认真做好安全检查（包括病人带入的打开包装的液体物品），防止病人将危险物品带入病房。病人需要使用危险物品如刀剪、针时，要在护理人员的协助下完成。要在每日扫床时做好床单位的检查，要及时清除危险物品。

第三节　抑郁症病人的护理

一、临床表现

抑郁发作的表现可分为核心症状、心理症状群与躯体症状群三个方面。

核心症状　包括心境或情绪低落，兴趣缺乏以及乐趣丧失三主征。这是抑郁的关键症状，诊断抑郁状态时至少应包括此三种症状中的一个。

二、治疗原则

高度的安全意识，严防自杀；充分的药物治疗，足够的剂量和疗程；积极的社会心理干预。

三、护理措施

（一）心理护理

（1）建立良好的治疗性护患关系，鼓励其诉说自己感受的痛苦和想法，帮助其分析、认识精神症状。

（2）了解病人的兴趣爱好，鼓励其参与易完成、有趣味的活动，引导病人关注周围及外界的事情。充分利用家庭资源，增进家属对疾病的认识，引导家属共同面对病人问题，调整家庭的适应能力。

（二）对有自伤、自杀病人的护理

（1）严密观察病情变化及异常言行，病人有无流露厌世的想法，警惕突然“症状好转”的消极病人伪装痊愈。

抑郁症自杀的危险因素：①严重的抑郁情绪，顽固而持久的睡眠障碍；②伴有自罪妄想、严重自责及紧张激越；③缺乏家庭支持系统；④有抑郁和自杀家族史；⑤有强烈的自杀观念，或曾经有过自杀史。

（2）自杀迹象：写遗书，整理旧物，突然关心他人，了断社会关系，收藏药品、刀、绳等。

（3）连续评估自杀危险，对有自杀计划的病人，详细询问方法、地方、时间，如何获得自杀工具和发生自杀行为的可能性大小。

（4）一旦发生自杀、自伤，应立即隔离病人实施抢救。对自伤、自杀后的病人要做好自伤、自杀后的心理疏导。了解心理变化，制订进一步防范措施。

第四节　焦虑症病人的护理

一、临床表现

1．焦虑和烦恼

2．运动性不安

3．自主神经功能兴奋

4．过分警觉

二、护理措施★

（1）建立信任的护患关系，对病人既要尊重、同情、关心，又要保持沉着、冷静、坚定的态度；语言亲切，但要简明扼要；注意倾听病人的诉说。

（2）改善环境对病人的不良影响，准备好接受治疗的住院环境，尽量排除其他病人的不良干扰，满足病人的合理需求，帮助其尽快适应新的环境，减少压力。

（3）教导放松技巧：①鼓励病人以语言表达的方式疏泄情绪，表达病人的焦虑感受，护理人员针对病人传达的焦虑情绪，做好自我调适；②督导病人进行放松调适，如在光线柔和的环境里，随着护士的指导语和音乐进行肢体放松、深呼吸或是慢跑等；③鼓励其多参加工娱治疗活动，视病人的兴趣、爱好安排，扩展生活领域及兴趣范围。目的是转移注意力，减轻焦虑情绪。

（4）帮助病人认识焦虑时所呈现的行为模式，护士要接受病人的病态行为，不加以限制和批评；在良好的治疗关系的前提下，可用说明、解释、分析、推理等技巧使病人认识其病态症状，用明确的态度指出其焦虑行为，使其认知并努力减少焦虑行为。

（5）做好基础护理，关注其睡眠环境，视病人特点而定，尽量满足其合理要求，必要时使用药物帮助其渡过难关；服药护理，观察用药情况，出现药物不良反应及时上报医生和给予相应的处理。保证生理需求。

第五节　强迫症病人的护理

强迫症以反复出现强迫观念和强迫动作为基本特征的一类神经症性障碍。

一、临床表现

强迫障碍的基本症状是强迫观念和强迫行为。

1．强迫思想

（1）强迫怀疑：病人对自己言行的正确性反复产生怀疑；明知毫无必要，但又不能摆脱。与怀疑的同时，常伴有焦虑不安，因而促使病人对自己的言行反复检查。

（2）强迫性穷思竭虑：病人对日常生活中的一些事情或自然现象，寻根究底，反复思索，明知缺乏现实意义，没有必要，但又不能自我控制。有的病人表现为与自己在头脑里欲罢不能地进行无休止的争辩，分不清孰是孰非。

护考宝点：病人长期反复思考“先有鸡还是先有蛋”即为强迫性穷思竭虑。

（3）强迫联想：病人脑子里出现一个观念或看到一句话，便不由自主地联想起另一个观念或语句。由于观念的出现违背病人的主观意愿，常使病人感到苦恼。

护考宝点：病人一想到“和平”立即想到“战争”即为强迫联想。

（4）强迫表象：在头脑里反复出现生动的视觉体验（表象）、常具有令人厌恶的性质，无法摆脱。

（5）强迫回忆：病人经过的事件，不由自主地在意识中反复呈现，无法摆脱，感到苦恼。

2．强迫情绪

3．强迫意向　病人反复体验到，想要做某种违背自己意愿的动作或行为的强烈内心冲动。

护考宝点：病人一想到抱孩子，就想去掐他，即为强迫意向。

4．强迫行为　是指反复出现的、刻板的仪式动作；病人明知不合理，但又不得不做。以强迫检查和强迫清洗最常见，常继发于强迫怀疑。

（1）强迫检查是病人为减轻强迫性怀疑引起的焦虑，采取的措施。

（2）强迫清洗是为了消除对受到脏物、毒物或细菌污染的担心。有的病人不仅自己反复清洗，而且要求与他一起生活的人。

（3）强迫询问是病人常常不相信自己，为了消除疑虑或穷思竭虑给病人带来的焦虑，常反复要求他人不厌其烦地给予解释或保证。

（4）强迫性仪式动作是一些重复出现的动作，他人看来是不合理的或荒谬可笑的，但却可减轻或防止强迫观念引起的紧张不安。

护考宝点：病人每次进门要先进两步，再退一步，即为强迫性仪式动作。

（5）强迫性迟缓，可因仪式动作而行动迟缓；这类病人往往并不感到焦虑。

二、治疗原则

（一）药物治疗

（1）氯米帕明对强迫症状和伴随的抑郁症状都有治疗作用。

（2）选择性 5-HT 重摄取阻滞剂包括氟西汀、氟伏沙明、帕罗西汀、舍曲林；氯米帕明均属治疗强迫障碍的一线药物。

（二）心理治疗

1. 支持性心理治疗

2. 行为疗法

三、护理措施

(1)强迫行为或强迫性思维给病人本身带来很多痛苦的感受，他们有急切的求治欲，但是接触治疗时往往又心存抵触，有时只谈症状本身而不愿过多地交流，更不愿提及疾病以外的事情，要同情、关心、充分理解病人，尽量避免其他病人的不良干扰。满足病人的合理要求，赢得信任；在此基础上密切观察病人的症状表现及其情绪变化，耐心倾听病人对疾病体验的诉说。

(2)在病人了解、接受症状和相互信任的基础上，让其共同参与护理计划的制订，能够使病人感受到被关注、被信任和支持，会减少其焦虑情绪和无助感。

(3)以预防法、自我控制法、阳性强化法等行为治疗理论为指导，帮助病人减少和控制症状。

(4)做好安全护理，密切观察情绪变化，及时疏导和安慰，保护病人和他人不受伤害。

1）密切观察强迫症状行为对躯体的损害情况，采取相应的保护措施。

2）对自身伤害严重时，立即给予制止，对伤害部位及时进行处理。

3）掌握病人的心理状况，避免激惹病人，尊重病人的行为模式，采取有效的保护措施，及时疏导和安慰。

4）对有自杀和伤害他人行为的病人，要严密看护，必要时清除危险物品。

第六节　癔症病人的护理

一、临床表现

（一）分离障碍

1．分离性遗忘症

2．分离性神游症

3．分离性木僵状态

4．分离性恍惚状态和附体状态

5．分离性身份障碍

6．其他分离障碍　除以上类型分离障碍外，临床上还可见到以下特殊类型。

（1）情感爆发：常在与人争吵、情绪激动时突然发作，意识障碍较轻，哭啼、叫喊，在地上打滚，捶胸顿足，撕衣毁物，扯头发或以头撞墙；其言语行为有尽情发泄内心愤懑情绪的特点。在多人围观的场合发作尤为剧烈。一般历时数十分钟即可安静下来，事后可有部分遗忘。

（2）分离（转换）性障碍性假性痴呆：在精神创伤之后突然出现严重智力障碍，甚至对最简单的问题和其自身状况不能做出正确回答，或给予近似的回答，给人以呆滞的印象；但无脑器质性病变或其他精神病存在。

（3）Ganser 综合征：病人有轻度意识模糊，对提问可以理解，但经常给予近似的回答，如 2＋2=3，牛有五条腿等，并常伴有行为怪异，或兴奋与木僵交替发作。

（4）童样痴呆：精神创伤之后突然表现为儿童样的幼稚语言、表情和动作；病人以幼儿自居，把周围人称呼为“叔叔”、“阿姨”。

（5）分离（转换）性障碍性精神病：受到严重的精神创伤之后突然起病，主要表现为明显的行为紊乱，哭笑无常，短暂的幻觉、妄想和思维障碍，以及人格解体等。

（二）转换障碍

1．运动障碍

（1）肢体瘫痪

（2）肢体震颤、抽动和肌阵挛

（3）起立不能、步行不能

（4）缄默症、失音症

2．痉挛障碍

3．感觉障碍

（1）视觉障碍

（2）听觉障碍

第七节　睡眠障碍病人的护理

睡眠是大脑的一种高级功能。睡眠的发生和调节机制非常复杂，至今没有完全清楚。

一、失　眠

（一）临床表现

1．适应性失眠（急性失眠）

2．心理生理性失眠

3．矛盾性失眠

（二）治疗原则

1．心理行为治疗 包括刺激控制、生物反馈、放松疗法、认知行为治疗、反意向控制等。帮助病人建立有规律的睡眠节律。

2.镇静催眠类药物治疗 包括苯二氮䓬类和非苯二氮䓬类药物，使用的原则是按需间断使用，首选代谢半衰期较短的药物，如咪哒唑仑、唑吡坦、佐匹克隆、扎兰普隆等，连续使用一般不宜超过4周。对有明显抑郁、焦虑情绪的病人，可试用SSRIs类、文拉法辛、曲唑酮或米氮平等抗抑郁剂治疗。

二、过度嗜睡

是指日间睡眠过度，或反复短暂睡眠发作，或觉醒维持困难的状况，并无法用睡眠时间不足来解释，且影响到职业和社会功能。

治疗原则

了解病因，对因治疗。对特发性过度嗜睡尚无特效的治疗方法，但其预后尚好。发作期间可给予中枢兴奋剂如哌甲酯，对部分病人可减轻嗜睡对社会功能的影响；莫达芬尼疗效与哌甲酯相同，而安全性和依赖性可能更有优势。

三、护理措施

1．对失眠症的护理

（1）要了解其原因，如果是精神症状的诱因，可以遵照医嘱镇静安眠药，同时加强精神病的治疗与护理，及时缓解焦虑与恐惧情绪。

（2）消除环境中的不良刺激。及时处理兴奋病人，执行睡前的作息制度，护理人员做到四轻。建议使用壁灯，避免强光刺激。

（3）安排规律生活，建立良好的睡眠习惯，日间除必须卧床病人外，须督促所有病人起床活动，提供娱乐或活动的机会，促进病人的集体活动和体育锻炼。防止白天睡觉，夜间不睡。

（4）入睡前避免过度兴奋，如阅读亲人来信，看惊险刺激的文学作品，过度运动与游戏，聊天或者讨论重要问题。

（5）夜间病人入睡后，尽量避免操作，可能的情况下可以等病人醒后进行。

（6）及时解除疼痛不适，室内温度湿度适宜，空气流通，有条件时可建议睡前温水疱脚。

（7）个别病人情绪焦虑，要求睡前一定要服用安眠药，可以采取暗示疗法，同时做好安慰工作。

2．对嗜睡症病人的护理　嗜睡病人表现过度的白天或夜间的睡眠。清醒时达到完全觉醒的状态的过渡时间延长，在不恰当时间入睡，常与不愉快的经历联系，与一定的心理因素有关。护理中要注意观察病人的睡眠情况，记录病人的入睡时间，追踪病人的心理反应。针对病人的心理反应，做好心理护理，指导病人不要从事危险工作，避免发生意外。注意观察意识状态、抑郁情绪的变化。

第八节　阿尔茨海默病病人的护理

一、病因及发病机制

（一）病因

1．遗传学 阿尔茨海默病的一级亲属10%有痴呆危险性。

2．社会心理因素 病前性格孤僻，兴趣狭窄，重大不良生活事件与AD的发病相关。

（二）发病机制★★

1．大脑皮质萎缩 大脑皮质各区出现萎缩以前额叶、颞叶及顶叶受累最多，特别是海马结构。大脑重量减轻。

2．神经元改变 神经元数量减少或丧失，皮质神经元脂褐质聚集，星形细胞增生。随着神经元丧失伴有大量的神经元纤维缠结、老年斑或神经炎性斑，这是AD的特征性病理改变。

3．突触变性和消失

4．神经元存在颗粒性空泡变性

5．胆碱能功能 记忆和认知功能与胆碱能系统有关。AD病人胆碱能系统受损部位主要在海马、杏仁核、蓝斑和中缝核。

二、临床表现

AD起病潜隐，病情发展缓慢，无明确的起病期，病程进行性发展。

1．记忆障碍 是AD的早期突出症状或核心症状。其特点是近事遗忘先出现，记不住新近发生的事，对原有工作不能胜任。

2．言语障碍 病人的言语障碍呈现特定模式，首先出现语义学障碍，表现为找词困难、用词不当或张冠李戴。讲话絮叨，病理性赘述。

3．失认和失用 失认是指感觉功能正常，但不能认识或鉴别物体，如不能识别物体、地点和面容（不认识镜中自己像）。失用是指理解和运动功能正常，但不能执行运动，表现为不能正确完成系列动作，如先装好烟斗再打火；不能按照指令执行可以自发完成的动作如不会穿衣，把裤子套在头上，不会系鞋带，系腰带，把筷子用嘴嚼，原是裁缝而不会裁剪衣服，不会用剪子等。

4．智力障碍

5．人格改变

6．进食、睡眠和行为障碍

7．精神症状

（1）错认和幻觉。

（2）妄想。

（3）情绪障碍。

三、治疗原则

（一）促智药或改善认知功能的药物

目的在于改善认知功能，延缓疾病的进展。

1．乙酰胆碱酯酶抑制剂（AChE）

2．促脑代谢及推迟痴呆进程 二氢麦角碱有扩张血管作用，促进大脑对葡萄糖和氧的利用，提高大脑神经细胞代谢功能，对痴呆病人警觉性，焦虑、抑郁等有一定改善作用。

（二）对症治疗

1．抗焦虑药物 如有焦虑、激越、失眠症状，可考虑应用短效苯二氮䓬类，以劳拉西泮、奥沙西泮、阿普唑仑最常用。其他可选择丁螺环酮等药。

2. 抗抑郁药 约 20%～50%的 AD 病人可出现抑

郁症状。首先予以心理社会支持、改善环境，必要时应用抗抑郁药。选择5-羟色胺再摄取抑制剂（氟伏沙明、西酞普兰、舍曲林、帕罗西汀、氟西汀）和其他新型抗抑郁药如文拉法辛、米氮平等。

3．抗精神病药 有助于控制病人的行为紊乱、激越、攻击性和幻觉妄想等。选用新型抗精神病药物，如利培酮、奥氮平、奎硫平等，一般用量较小。

四、护理措施

1．安全护理

（1）建立舒适、安全的病房环境：确保病人安全，使其获得安全感和归属感。

（2）增加现实感：不随意变更病人病室内的物品陈设。

（3）建立良好的护患关系：介绍病房环境，帮助其确认周围环境，如介绍医务人员，在病室、餐厅、厕所门口张贴醒目标志等；尊重病人原有的生活习惯，以便记忆。

（4）床位的安置：安排在重点病室重点照顾，并提供方便病人自理生活的设施；病室布置注意保持对病人适当的感觉刺激；室内采光柔和无危险物品。

（5）环境的安全：注意预防跌倒、骨折、外伤等。提供病人穿着轻便、防滑的软底鞋。在病人进行日常生活料理时，给予足够的时间或耐心协助。

（6）专人陪护：病人外出时须有人陪伴。给病人佩带身份识别卡（姓名、地址、联系人、电话等），走失时方便寻找。

2．症状护理

（1）提供关心、问候、周到而耐心的护理，维护病人的尊严。

（2）协助病人制订日常生活时间表，尽量保持规律性生活方式，鼓励病人做力所能及的事，以延缓功能退化。对有收藏废物行为的病人要耐心劝阻，严防吞食异物。

（3）观察病情变化。对长期卧床病人，定时翻身、按摩、进行肢体功能活动，预防压疮发生，卧床者加床档以免坠床。

（4）帮助病人日常活动和个人卫生料理，穿衣、洗澡、如厕等，对自理能力不足者，按严重程度分别进行生活料理操作训练，由简而繁，重复强化，帮助病人保持现有的自理能力。

（5）对行为退缩、懒散的病人进行行为训练，鼓励病人参加工娱治疗活动，促使病人记忆和行为等有不同程度的改善。

（6）对有自杀、自伤或攻击行为的病人，密切观察其情绪反应，及时发现轻生观念和暴力倾向，去除危险因素，主动提供护理，严禁单独活动；必要时采取保护性约束，必要时专人护理。

第九节　神经性厌食症病人的护理

（一）临床表现

1. 患者主要以围绕减少体重进行各种活动

2. 心理变态及精神异常

（1）患者多否认自己有病，拒绝治疗。

（2）自我体形判断障碍，虽然体形已很消瘦，但仍觉得自己体形在继续发胖。

（3）厌食表现：呕吐。

（4）精力与体重下降程度不相称，虽极度消瘦仍能坚持日常工作。

（二）治疗原则

（1）心理治疗以认知疗法为主。

（2）营养支持疗法，改善低体重造成的营养不良。

（3）抗精神病药治疗：可选用氯丙咪嗪。

学习如春起之苗，不见其长，日有所增；辍学如磨刀之石，不见其损，日有所亏。

——张银合

第十一章　损伤、中毒病人的护理

第一节　创伤病人的护理

创伤是导致心跳、呼吸骤停最常见的原因。

一、分　类

软组织的创伤根据皮肤完整性可分为闭合伤和开放伤两类。

（一）闭合伤

受伤部位皮肤、黏膜仍保持完整，多由钝性暴力所致。

1．挫伤　钝性暴力所致皮下组织、肌肉和小血管损伤，重者甚至伤及内脏。表现为伤部肿胀、疼痛和皮下淤血。

2．扭伤　外力使关节异常扭转引起关节囊、韧带、肌腱损伤，出现关节疼痛、肿胀和活动障碍。

3．挤压伤　人体肌肉丰富部位，遭受重物较长时间、较大范围的挤压造成受压部位肌肉广泛缺血坏死，严重者可发生以肌红蛋白尿和高血钾为特征的急性肾衰竭及休克，临床称为挤压综合征。

4．爆震伤　是由爆炸产生的冲击波造成的损伤，体表多无明显伤痕，可引起内脏损伤，尤以含气的肺组织、肠管及鼓膜为甚。

（二）开放伤★★★

受伤部位皮肤、黏膜的完整性遭到破坏，有伤口和出血，有细菌侵入，感染机会增加。

1. 擦伤 皮肤被粗糙物摩擦，造成的浅层组织损伤。创面有擦痕、小出血点和浆液渗出。

2. 刺伤 尖锐物体刺入人体所造成的损伤。创口小而深，有时可伤及深部器官。

3. 切割伤 由锐利器械所造成的损伤。创缘整齐，周围组织损伤较少，易造成血管、神经、肌腱等深部组织损伤。

4. 裂伤 钝物打击引起软组织、皮肤裂开。创缘不整齐，周围组织破坏较重，易发生坏死和感染。

5. 撕脱伤 暴力的卷拉或撕扯，造成皮肤、皮下组织、肌肉、肌腱等组织的剥脱，损伤严重，出血多且易感染。

6. 火器伤 由枪、炮等武器的发射物所致的损伤。伤情复杂，易伤及深部器官，组织破坏多，污染重，常有异物存留。

二、治疗原则

1. 全身治疗 积极抗休克、保护器官功能、加强营养支持、预防继发性感染等。

2. 局部治疗

（1）闭合性损伤：如骨折脱位，及时复位固定，逐步进行功能锻炼；如颅内血肿、内脏破裂等，应紧急手术。

（2）开放性损伤：清洁伤口及早清创缝合、应用抗生素，伤后12h内使用破伤风抗毒素。

清创术应争取在伤后6～8h内施行，但对污染较轻、头面部的伤口、早期已应用有效抗生素等情况，清创缝合的时限可延长至伤后12h。

护考宝点：同学们在考试复习多个“6”：洗胃在6h内进行最有效，断肢再植应力争在6h内进行，溶栓应在6h内进行，腰麻后去枕平卧6~8h，清创最好在伤后6~8h内施行。

三、护理措施

（一）急救

救治工作原则：保存生命第一，恢复功能第二，顾全解剖完整性第三。

1. 抢救生命

2. 判断伤情

3. 呼吸支持

4. 迅速有效止血 以无菌或清洁的敷料包扎伤口。用压迫法、肢体加压包扎、止血带或器械迅速控制伤口大出血。使用止血带止血时，要注意正确的缚扎部位、方法和持续时间，一般每隔1h放松2～3min，避免引起肢体缺血性坏死。

5. 维持循环功能稳定 积极抗休克，主要是止痛、有效止血和扩容。

6. 包扎伤口

7. 妥善固定骨折

8. 安全转运病人 待伤情稳定，专人迅速护送病人到医院。搬动前四肢应妥善固定，疑有脊柱骨折，应三人以平托法或滚动法将病人平卧于硬板床上，防止脊髓损伤；胸部损伤重者，宜取伤侧向下的低斜坡卧位，以利健侧呼吸；运转途中病人的头部应朝后（与运行方向相反），避免脑缺血突然死亡。保证有效输液，给予止痛、镇静，预防休克。

（二）软组织闭合性创伤的护理

1．局部制动 抬高患肢15～30°，以减轻肿胀和疼痛。伤肢选用夹板、绷带等方法固定制动，以缓解疼痛，利于修复。

护考宝点：下肢损伤或手术，除骨筋膜室综合征、毒蛇咬伤时患肢应降低外，其余均抬高患肢。

2．配合局部治疗 小范围软组织创伤后早期局部冷敷，以减少渗血和肿胀。24h 后可热敷和理疗，促进吸收和炎症消退。血肿较大者，应在无菌操作下穿刺抽吸并加压包扎。

第二节 烧伤病人的护理

一、病理生理

1．急性体液渗出期（休克期） 休克是烧伤后48h 内导致病人死亡的主要原因。

2．感染期 创面从渗出逐渐转化为吸收为主，创面及组织中的毒素和坏死组织分解产物吸收入血，引起中毒症状。

3．修复期 组织烧伤后，在炎症反应的同时，创面已开始了修复过程。

二、临床表现

（一）烧伤面积

1．中国新九分法（表 11-1）

表 11-1　成人体表面积中国九分法

部位	成人各部位面积（%）	小儿各部位面积（%）
头颈	9×1=9 （发部3 面部3 颈部3）	9＋（12－年龄）
双上肢	9×2=18 （双手5 双前臂6 双上臂7）	9×2
躯干	9×3=27 （腹侧13 背侧13 会阴1）	9×3
双下肢	9×5＋1=46 （双臀5 双大腿21 双小腿13 双足7）	46－（12－年龄）

护考宝点：归纳为：三三三、五六七／十三、十三、二十一／双臀占五会阴一／小腿十三双足七。

2．手掌法　以病人本人五指并拢的 1 个手掌面积约为 1%计算，适用于较小面积烧伤的估测或作为九分法的补充。

（二）烧伤深度

按组织损伤的层次，按国际通用的三度四分法将烧伤分为Ⅰ度、浅Ⅱ度、深Ⅱ度和Ⅲ度烧伤。Ⅰ度、浅Ⅱ度属浅度烧伤；深Ⅱ度和Ⅲ度属深度烧伤。

1．Ⅰ度烧伤　仅伤及表皮浅层，再生能力强。表面红斑状、干燥，烧灼感，3～7d 脱屑痊愈，短期内有色素沉着。

2．浅Ⅱ度烧伤　伤及表皮的生发层及真皮乳头层。局部红肿明显，大小不一的水疱形成，内含淡黄色澄清液体，水疱皮如剥脱，创面红润、潮湿，疼痛剧烈。2 周左右愈合，有色素沉着，无瘢痕形成。

3．深Ⅱ度烧伤 伤及真皮层，可有小水疱，疱壁较厚、基底苍白与潮红相间、创面湿润，痛觉迟钝，3～4周愈合，常有瘢痕增生。

4．Ⅲ度烧伤 伤及皮肤全层，甚至达到皮下、肌肉及骨骼。痛觉消失，创面无水疱，呈蜡白或焦黄色甚至炭化成焦痂。

（三）烧伤严重性程度

我国常用的分度法为：

1．轻度烧伤 Ⅱ度烧伤面积＜9%。

2．中度烧伤 Ⅱ度烧伤面积10%～29%，或Ⅲ度烧伤面积＜10%。

3．重度烧伤 烧伤总面积30%～50%，或Ⅲ度烧伤面积10%～20%，或Ⅱ度、Ⅲ度烧伤面积不足上述百分比，但并发休克、呼吸道烧伤或合并较重的复合伤。

4．特重烧伤 总面积＞50%或Ⅲ度烧伤面积＞20%，或已有严重并发症。

三、护理措施

（一）现场救护

现场救护原则在于使病人尽快消除致伤原因，脱离现场和进行必要的急救；对于轻症进行妥善的创面处理，对于重症做好转运前的准备并及时转送。

1．迅速脱离热源 如火焰烧伤应尽快灭火，脱去燃烧衣物，就地翻滚或跳入水池，熄灭火焰，以阻止高温继续向深部组织渗透。互救者可就近用棉被或毛毯覆盖，隔绝灭火。切忌用手扑打火焰、奔跑呼叫，以免增加损伤。热液浸渍的衣裤，可冷水冲淋后剪开取下，以免强力剥脱而撕脱水疱皮。小面积烧伤立即用清水连续冲洗或浸泡，既可止痛，又可带走余热。酸、碱烧伤，即刻脱去或剪开沾有酸、碱的衣服，以大量清水冲洗为首选，且冲洗时间宜适当延长。如系生石灰烧伤，可先去除石灰粉粒，再用清水长时间地冲洗，以避免石灰遇水产热加重损伤。磷烧伤时立即将烧伤部位浸入水中或用大量清水冲洗，同时在水中拭去磷颗粒；不可将创面暴露在空气中，避免剩余磷继续燃烧，创面忌用油质敷料，以免磷在油中溶解而被吸收中毒。电击伤时迅速使病人脱离电源，呼吸心跳停止者，立即行口对口人工呼吸和胸外心脏按压等复苏措施。

2．抢救生命　是急救的首要原则，要配合医生首先处理窒息、心跳骤停、大出血、开放性气胸等危急情况。对头、颈部烧伤或疑有呼吸道烧伤时，应备齐氧气和气管切开包等抢救物品，并保持口、鼻腔通畅。必要时协助医生作气管切开手术。持续生命体征监测。

3．预防休克

（二）静脉输液的护理★★★★

烧伤后 2d 内，因创面大量渗出而致体液不足。液体疗法是防治烧伤休克的主要措施。首先应建立通畅的静脉输液通道。

1．早期补液方案　我国常用的烧伤补液量计算公式：伤后第一个 24h 补液量按病人每千克体重每 1% 烧伤面积（Ⅱ～Ⅲ度）补液 1.5ml（小儿 1.8ml，婴儿 2ml）计算，即第一个 24h 补液量=体重（kg）×烧伤面积（%）×1.5ml，另加每日生理需水量 2000ml，即为补液总量。晶体和胶体溶液的比例一般为 2:1，特重度烧伤为1:1，即每1%烧伤面积每千克体重补充电解质溶液和胶体溶液各0.75ml。伤后第二个24h补液量为第一个24h计算量的一半，日需量不变。第三个24h补液量根据病情变化决定。

2．液体的种类与安排 晶体液首选平衡盐液。胶体液首选血浆。因为烧伤后第1个8h内渗液最快，应在首个8h内输入上述总量的1/2。

3．观察指标

（1）尿量：如肾功能正常，尿量是判断血容量是否充足的简便而可靠的指标，所以大面积烧伤病人补液时应常规留置导尿进行观察。成人每小时尿量大于30ml，有血红蛋白尿时要维持在50ml以上，但儿童、老年人、心血管疾病病人，输液要适当限量。

（2）其他指标：病人安静，成人脉搏在100次/分（小儿140次/分）以下，心音强而有力，肢端温暖，收缩压在90mmHg以上，中心静脉压0.59～1.18kPa（6～12cmH_2O），说明血容量已基本补足。

（三）创面护理

创面处理原则是保护创面，减轻损害和疼痛，防止感染和促进愈合。

感染创面的处理 及时清除脓液及坏死组织，采用湿敷、半暴露（薄层药液纱布覆盖）、浸浴疗法清洁创面。根据感染特征或细菌培养和药敏试验选择外用药物。已成痂的保持干燥，待感染基本控制，肉芽组织生长良好，及时植皮促使创面愈合。Ⅱ度、Ⅲ度烧伤继发的创面感染，可用磺胺嘧啶银来预防和治疗。该药除了抗感染外，还可以促进创面干燥、结痂及愈合。

四、健康教育

烧伤肢体维持并固定于功能位，如颈部烧伤应取后伸位，四肢烧伤取伸直位，手部固定在半握拳的姿势且指间垫油纱布以防粘连。鼓励病人尽早下床活动，与病人及家属共同制订康复计划，指导病人坚持常规的肢体和关节功能锻炼。

第三节　毒蛇咬伤病人的护理

一、病因病理

蛇毒按毒性分为神经毒素和血液毒素两类。神经毒素以金环蛇、银环蛇为代表，对中枢神经和神经肌肉节点有选择性毒性作用；血液毒素以竹叶青蛇、五步蛇为代表，对血细胞、血管内皮细胞及组织有破坏作用，可引起出血、溶血、休克或心力衰竭等；混合毒素以眼镜蛇、蝮蛇为代表，兼有神经、血液毒素特点。

二、护理措施

（一）现场急救

急救原则是阻止蛇毒吸收，尽快使蛇毒从局部排出。

1. 镇静　病人切勿惊慌奔跑，以免加速蛇毒的吸收和扩散。

2. 环形缚扎　立即在伤口的近心端 10cm 用止血带或布带等环形结扎。松紧以阻止静脉和淋巴回流为度。

3．伤口排毒 大量冷水冲洗伤口，用手自上而下向伤口挤压，排出伤口内蛇毒。伤口冲洗后，用锐器在咬痕处挑开，深达真皮下，扩大创口排出蛇毒。血液毒蛇咬伤者禁忌切开，防止出血不止。若救援者用口吮吸伤口（吸者口腔应无伤口），随吸随漱口，则排毒效果更佳。

4．转送病人 转运途中注意病情变化，伤肢不宜抬高。

（二）急诊护理

1．伤口处理 患肢下垂，用尖刀在伤口周围多处切开，用拔火罐、吸乳器等方法抽吸残余蛇毒。用3%过氧化氢溶液或 1:5000 高锰酸钾溶液冲洗伤口，然后用高渗盐水或 1:5000 高锰酸钾溶液湿敷。局部降温可减少毒素吸收速度。

2．解毒措施 应用单价和多价抗蛇毒血清，用前需做过敏试验，结果阳性应用脱敏注射法。口服和外敷解蛇毒中成药，常用蛇药有南通（季德胜）蛇药、上海蛇药等，此外半边莲、白花蛇舌草、七叶一枝花等新鲜草药对毒蛇咬伤也有效。胰蛋白酶有直接分解蛇毒作用，可取 2000U 加入 0.05%普鲁卡因 20ml，在伤口四周做局部浸润或在伤口上方作环状封闭。也可用 0.25%普鲁卡因 20ml 加地塞米松 5mg 环状封闭，有止痛、抗感染、消肿和减轻过敏的作用。

第四节 腹部损伤病人的护理

一、病因与分类

腹部损伤根据腹壁有无伤口分为开放性和闭合性两大类。

二、临床表现

1. 单纯腹壁损伤 在暴力打击部位的腹壁有局限性肿胀、疼痛和压痛。单纯性腹壁损伤通常不会出现恶心、呕吐、腹膜炎和休克的表现。

2. 腹腔内脏器损伤

（1）实质性脏器破裂和血管损伤：肝、脾、肾等实质性脏器和大血管破裂时，主要表现为腹腔内出血，病人精神紧张、面色苍白、出冷汗、脉搏快而细弱、血压下降和尿少等失血性休克表现；腹痛呈持续性，多不严重；出血多者有腹胀和移动性浊音；腹部压痛、反跳痛和腹肌紧张不剧烈，但肝、肾、胰腺破裂时，因有胆汁、尿液或胰液进入腹腔，可出现明显的腹膜刺激征。

（2）空腔脏器破裂：胃肠道、胆囊、膀胱等空腔脏器破裂后，腹膜受化学性胃肠液、胆汁、尿液的强烈刺激发生化学性腹膜炎，随后发生细菌性腹膜炎，临床上以腹膜炎的表现为主。主要表现为持续性剧烈腹痛和全身中毒症状；重要的体征是明显的腹膜刺激征，腹腔内游离气体致肝浊音界缩小或消失，随之出现肠麻痹而有腹胀，严重者可发生感染性休克。

三、辅助检查

诊断性腹腔穿刺及灌洗 诊断性腹腔穿刺对判断腹腔内脏器有无损伤和哪一类脏器损伤最主要的依据。

四、护理措施

（一）对疑有腹腔内脏损伤病人的护理★★★★

病人应绝对卧床，不随意搬动，尽量取半卧位，如需作离床检查，应有专人护送；做好常规腹部手术前准备，并做到“四禁”，即禁食禁饮、禁忌灌肠、禁用泻药、禁用吗啡等止痛药物；尽早输液和使用抗生素。

（二）手术后护理

（1）体位：先按麻醉要求安置体位，待全麻清醒或硬膜外麻醉平卧 6h 后，血压平稳者改为半卧位，以利于腹腔引流，减轻腹痛，改善呼吸循环功能。

（2）禁食、胃肠减压：术后禁食 2～3d，并做好胃肠减压的护理。

（3）手术切口护理：保持切口敷料干燥、不脱落，如有渗血、渗液时及时更换，观察切口愈合情况，及早发现切口感染的征象。缝合伤口拆线时间：头面颈部手术后 4～5d，下腹部及会阴部 6～7d，胸部、上腹部和背臀部 7～9d，四肢 10～12d，减张伤口 14d。对于年老体弱、营养不良病人应适当延迟拆线时间。

（4）鼓励早期活动：手术后病人多翻身，及早下床活动，促进肠蠕动恢复，预防肠粘连。

（三）腹腔脓肿的防治

1．盆腔脓肿　最为常见。主要表现为直肠或膀胱刺激症状，如下腹坠胀不适、里急后重、大便频而量少、黏液便、尿急、尿频、排尿困难等。直肠指检触及直肠前窝饱满且有触痛的包块，可有波动感。

2．膈下脓肿　脓液积存于膈肌下、横结肠及其肠系膜上方的间隙内，称为膈下脓肿，以右膈下脓肿多见。一般多在原发病后又出现明显的全身中毒症状，患侧季肋部持续性钝痛，深呼吸时加重，并向肩背部放射，可伴有呃逆。

3．肠间脓肿 是指脓液被包围在肠管、肠系膜与网膜之间的脓肿，可形成单发或多个大小不等的脓肿。

第五节 一氧化碳中毒病人的护理

由于人体短期内吸入过量一氧化碳可导致全身组织缺氧，最终发生脑水肿和中毒性脑病。

一、临床表现

根据临床症状的严重程度及血液中碳氧血红蛋白的含量，将急性 CO 中毒分为轻、中、重三度。

迟发性脑病（神经精神后发症） 重度中毒病人抢救清醒后，经过约 2～60d 的“假愈期”，可出现迟发性脑病的症状。

二、治疗原则

1．迅速转移病人 立即将病人转移到空气新鲜处，松解衣服，注意保暖，保持呼吸道通畅。

2．纠正缺氧 轻、中度中毒病人可用面罩或鼻导管高流量吸氧，8～10L/min；严重中毒病人给予高压氧治疗。

3．对症治疗

（1）控制高热：采用物理降温，体表用冰袋，头部用冰帽，降低脑代谢率，增加脑对缺氧的耐受性。必要时可用冬眠药物。

（2）防治脑水肿：应及时使用脱水治疗，最常用20%甘露醇250ml静脉快速滴注。

（3）促进脑细胞功能恢复：补充促进脑细胞功能恢复的药物，常用的有三磷酸腺苷、细胞色素C、辅酶A和大剂量维生素C、维生素B等。

（4）防治并发症及迟发性脑病：昏迷期间保持呼吸道通畅，定时翻身以防发生压疮和肺炎，出现低血压、酸中毒等应给予相应处理。急性CO中毒病人苏醒后，应该休息观察2周，以防迟发性脑病和心脏后发症的发生。

三、护理措施

（1）迅速给病人吸高浓度（>60%）高流量氧（8～10L/min），有条件可用高压氧舱治疗。呼吸停止者应做人工呼吸，备好气管切开包及呼吸机。

（2）高热惊厥：应遵医嘱给地西泮静脉或肌内注射，并给予物理降温，头带冰帽，体表大血管处放置冰袋。

（3） 脑水肿者遵医嘱给予20%甘露醇静脉快速滴注，以达脱水目的，并按医嘱静脉点滴ATP、细胞色素C等药物。

第六节　有机磷中毒病人的护理

一、临床表现

（1）毒蕈碱样症状：出现最早，主要是副交感神经末梢兴奋所致。其表现为腺体分泌增加及平滑肌痉挛。表现为头晕、头痛、多汗、流涎、恶心、呕吐、腹痛、腹泻、瞳孔缩小、视力模糊、支气管分泌物增多、呼吸困难，严重者出现肺水肿。

（2）烟碱样症状：主要是横纹肌运动神经过度兴奋，表现为肌纤维颤动。常先从眼睑、面部、舌肌开始，逐渐发展至四肢，全身肌肉抽搐，病人常有全身紧束感，后期出现肌力减退和瘫痪，如发生呼吸肌麻痹可诱发呼吸衰竭。

（3）中枢神经系统症状：早期可有头晕、头痛、乏力，逐渐出现烦躁不安、谵妄、抽搐及昏迷。严重时可发生呼吸中枢衰竭或脑水肿而死亡。

急性严重中毒症状消失后 2～3 周，极少数病人可发生迟发性多发神经病。急性中毒症状缓解后，迟发性神经病发生前，多在急性中毒后 24～96h 突然发生死亡，称“中间综合征”。

二、辅助检查★

全血胆碱酯酶活力测定是诊断有机磷杀虫药中毒、判断中毒程度、疗效及预后估计的主要指标。

有机磷农药接触史，典型症状和体征，特殊大蒜气味，及全血胆碱酯酶活力测定均为诊断重要依据。根据症状轻重，将急性有机磷中毒分为轻、中、重三级。

1. 轻度中毒 头晕、头痛、恶心、呕吐，多汗、流涎、视力模糊、瞳孔缩小，全血胆碱酯酶活力一般在 50%～70%。

2. 中度中毒 除上述症状外，还出现肌纤维颤动、瞳孔明显缩小、轻度呼吸困难、大汗、腹痛、腹泻、意识清楚或轻度障碍，步态蹒跚。全血胆碱酯酶活力降至30%～50%。

3．重度中毒　除上述症状外，发生肺水肿、惊厥、昏迷及呼吸麻痹。全血胆碱酯酶活力降至30%以下。

三、治疗原则

1．迅速清除毒物　口服中毒者要反复洗胃，可用清水、2%碳酸氢钠（敌百虫禁用）或1:5000高锰酸钾溶液（对硫磷忌用）进行洗胃，直至洗清至无大蒜味为止，然后再给硫酸钠导泻。皮肤黏膜吸收中毒者应立即脱离现场，脱去污染衣服，用肥皂水反复清洗污染皮肤、头发和指甲缝隙部位，禁用热水或酒精擦洗，以防皮肤血管扩张促进毒物吸收。眼部污染可用2%碳酸氢钠溶液、生理盐水或清水连续冲洗。

2．解毒药物的使用

（1）抗胆碱药：最常用药物为阿托品。阿托品使用原则是早期、足量反复给药，直到毒蕈碱样症状明显好转或有“阿托品化”表现为止。阿托品化表现为：患者瞳孔较前扩大、颜面潮红、口干、皮肤干燥、肺部湿性罗音减少或消失、心率加快等。达到阿托品化后病人仍出现面部、四肢抽搐，进一步治疗应为重用胆碱能复活剂。当出现阿托品化，则应减少阿托品剂量或停药。用药过程中，若出现阿托品中毒表现：瞳孔扩大、烦躁不安、意识模糊、谵妄、抽搐、昏迷和尿潴留等，应及时停药观察，必要时使用毛果芸香碱进行拮抗。

（2）胆碱酯酶复能剂：此类药物能使抑制的胆碱酯酶恢复活性，改善烟碱样症状。

3．对症治疗　有机磷中毒的死因主要为呼吸衰竭。

四、健康教育

（1）喷洒农药时要穿质厚的长袖上衣及长裤，扎紧袖口、裤管，戴口罩、手套。如衣服被污染要及时更换并清洗皮肤。

（2）凡接触农药的器物均需用清水反复冲洗。盛过农药的容器绝不能再盛食物。接触农药过程中出现头晕、胸闷、流涎、恶心、呕吐等有机磷中毒先兆时应立即就医。

第七节　镇静催眠药中毒病人的护理

镇静催眠药是中枢神经系统抑制药，具有镇静、催眠作用，过多剂量可麻醉全身，包括延髓中枢。一次服用大剂量可引起急性镇静催眠药中毒或减量可引起戒断综合征，长期滥用可引起耐药性和依赖性而导致慢性中毒。

一、临床表现

（一）急性中毒

1. 巴比妥类中毒

（1） 轻度中毒：嗜睡、情绪不稳定、注意力不集中、记忆力减退、共济失调、发音含糊不清、步态不稳、眼球震颤。

（2） 重度中毒：进行性中枢神经系统抑制，由嗜睡到深昏迷。呼吸抑制由呼吸浅而慢到呼吸停止。心血管功能由低血压到休克。体温下降常见。肌张力松弛，腱反射消失。胃肠蠕动减慢。皮肤可起大疱。长期昏迷病人可并发肺炎、肺水肿、脑水肿、肾衰竭而威胁生命。

2．苯二氮草类中毒 中枢神经系统抑制较轻，主要症状是嗜睡、头晕、言语含糊不清、意识模糊、共济失调。

（二）慢性中毒

长期滥用大量催眠药的病人可发生慢性中毒，除有轻度中毒症状外，常伴有精神症状，主要有以下三点。

1．意识障碍和轻躁狂状态

2．智能障碍

3．人格变化 病人丧失进取心，对家庭和社会失去责任感。

（三）戒断综合征

长期服用大剂量镇静催眠药的病人，突然停药或迅速减少药量时，可发生戒断综合征。主要表现为自主神经兴奋性增高和轻、重症神经精神异常。

二、治疗原则

（一）急性中毒的治疗

1．维持昏迷病人的重要脏器功能

（1）保持气道通畅。

（2）维持血压。

（3）心脏监护。

（4）促进意识恢复：给予葡萄糖、维生素B_1、纳洛酮。用纳洛酮有一定疗效。每次 0.4～0.8mg静脉注射。可根据病情间隔 15min重复一次。

2．清除毒物

（1）洗胃。

（2）活性炭：对吸附各种镇静催眠药有效。

（3）强化碱性化利尿：用呋塞米和碱性液，只对长效巴比妥类有效。对吩噻嗪类中毒无效。

（4）血液透析、血液灌流：对苯巴比妥和吩噻嗪类中毒有效，危重病人可考虑应用，对苯二氮䓬类无效。

3．特效解毒疗法　巴比妥类中毒无特效解毒药。氟马西尼是苯二氮䓬类拮抗剂，能通过竞争抑制苯二氮䓬受体而阻断苯二氮䓬类药物的中枢神经系统作用。

4．对症治疗　吩噻嗪类药物中毒无特效解毒剂，应用利尿和腹膜透析无效。因此，首先要彻底清洗胃肠道。治疗以对症及支持疗法为主。

（二）慢性中毒的治疗原则

（1）逐步缓慢减少药量，停用镇静催眠药。

（2）请精神科医师会诊，进行心理治疗。

（三）戒断综合征

治疗原则是用足量镇静催眠药控制戒断症状，稳定后，逐渐减少药量以至停药。

第八节　酒精中毒病人的护理

一、临床表现

（一）急性中毒

1. 兴奋期 血乙醇浓度达到1.1mmol/L（50mg/dl）即感头痛、欣快、兴奋。血乙醇浓度超过 1.6mmol/L（75mg/dl），表现为健谈、饶舌、情绪不稳定、自负、易激怒，可有粗鲁行为或攻击行动，也可能沉默、孤僻。浓度达到 22mmol/L（100mg/dl）时，驾车易发生车祸。

2. 共济失调期 血乙醇浓度达到 33mmol/L（150mg/dl），肌肉运动不协调，行动笨拙，言语含糊不清，眼球震颤，视力模糊，复视，步态不稳，出现明显共济失调。浓度达到 43mmol/L（200mg/dl），出现恶心、呕吐、困倦。

3. 昏迷期 血乙醇浓度升至 54mmol/L（250mg/dl），病人进入昏迷期，表现昏睡、瞳孔散大、体温降低。血乙醇超过 87mmol/L（400mg/dl）病人陷入深昏迷，心率快、血压下降，呼吸慢而有鼾音，可出现呼吸、循环麻痹而危及生命。

（二）戒断综合征

1. 单纯性戒断反应 在减少饮酒后 6～24h 发病。出现震颤、焦虑不安、兴奋、失眠、心动过速、血压升高、大量出汗、恶心、呕吐。多在 2～5d 内缓解自愈。

2. 酒精性幻觉反应 病人意识清醒，定向力完整。幻觉以幻听为主，也可见幻视、错觉及视物变形。多为迫害妄想，一般可持续 3～4 周后缓解。

3. 戒断性惊厥反应 往往与单纯性戒断反应同时发生，也可在其后发生癫痫大发作。

4. 震颤谵妄反应 在停止饮酒 24～72h 后，也可在 7～10h 后发生。病人精神错乱，全身肌肉出现粗大震颤。谵妄是在意识模糊的情况下出现生动、恐惧的幻视，可有大量出汗、心动过速、血压升高等交感神经兴奋的表现。

（三）慢性中毒

1．神经系统

（1）Wernicke脑病：眼部可见眼球震颤、外直肌麻痹。有类似小脑变性的共济失调和步态不稳。维生素B_1治疗效果良好。

（2）Korsakoff 综合征：近记忆力严重丧失，时空定向力障碍，对自己的缺点缺乏自知之明，用虚构回答问题。病情不易恢复。

（3）周围神经麻痹：双下肢远端感觉运动减退，跟腱反射消失，手足感觉异常麻木、烧灼感、无力。恢复较慢。

2．消化系统

（1）胃肠道疾病：可有反流性食管炎、胃炎、胃溃疡、小肠营养吸收不良、胰腺炎。

（2）酒精性肝病

3．心血管系统 酒精中毒性心肌病往往未被发现，有逐渐加重的呼吸困难、心脏增大、心律失常以及心功能不全。

4．造血系统 贫血可为巨幼细胞贫血或缺铁性贫血。由于凝血因子缺乏或血小板减少和血小板凝聚功能受抑制可引起出血。

5．呼吸系统 肺炎多见。

二、治疗原则

昏迷病人应注意是否同时服用其他药物。重点是维持生命脏器的功能：①维持气道通畅，供氧充足，必要时人工呼吸，气管插管。②维持循环功能，注意血压、脉搏，静脉输入5%葡萄糖盐水溶液。③心电图监测心律失常和心肌损害。④保暖，维持正常体温。⑤维持水、电解质、酸碱平衡，血镁低时补镁。治疗Wernicke脑病，可肌注维生素$B_1$100mg。⑥保护大脑功能，应用纳洛酮（naloxone）0.4～0.8mg缓慢静脉注射，有助于缩短昏迷时间，必要时可重复给药。

第九节　中暑病人的护理

根据发病机制不同，中暑可分为热射病、日射病、热衰竭和热痉挛四种类型。

一、病　因

正常人的体温一般恒定在37℃左右。当环境温度较高（室温超过35℃）、强辐射热，或气温虽未达高温，但湿度高及通风不良的环境下无足够防暑降温措施，在此环境中劳动到一定时间均可发生中暑，当出现大汗、口渴、头晕、胸闷时为先兆中暑。人体散热方式有辐射、蒸发、对流及传导。

二、临床表现

1．热衰竭（又称中暑衰竭）　为最常见的一种。多由于大量出汗导致失水、失钠，血容量不足而引起周围循环衰竭。

2．热痉挛（又称中暑痉挛）　大量出汗后口渴而饮水过多，盐分补充不足，使血液中钠、氯浓度降低而引起肌肉痉挛。

3．日射病　由于烈日暴晒或强烈热辐射作用头部，引起脑组织充血、水肿。头部温度高，而体温多不升高。

4．热射病（又称中暑高热）　热射病又称中暑高热，是致命性急症，以高热、无汗、意识障碍“三联征”为典型表现。

三、治疗原则

治疗首选原则为迅速降温，补充水、电解质，纠正酸中毒，防治脑水肿等。

四、健康教育

（1）加强防暑降温知识的宣传，外出戴防晒帽，对高温气候耐受差的老人、产妇、体弱病者，更应做好防暑，出现中暑症状应及时治疗。

（2）高温作业工人、夏季田间劳动的农民，每天补充含盐 0.3%的饮料。

第十节　淹溺病人的护理

淹溺又称溺水，是人淹没于水中，由于水、泥沙、杂草等物堵塞呼吸道，或发生反射性喉痉挛引起缺氧、窒息，抢救不及时可导致呼吸、心跳停止而死亡。

一、临床表现

病人被救出水后往往已处于昏迷状态，皮肤黏膜苍白和发绀、四肢厥冷、呼吸和心跳微弱或停止，口、鼻充满泡沫或污泥、杂草，腹部常隆起伴胃扩张。24～48h 后出现脑水肿、急性呼吸窘迫综合征、溶血性贫血、急性肾衰竭或 DIC 的各种临床表现，合并肺部感染较为常见。淹溺者中约有 15%死于继发的并发症。因此，应特别警惕迟发性肺水肿的发生。

二、救护原则与护理措施

救护原则是迅速将病人救离出水，立即恢复有效通气，施行心肺脑复苏，根据病情对症处理。

（一）现场救护

1．迅速将病人救离出水

2．保持呼吸道通畅 立即清除口、鼻腔内淤泥、杂草及呕吐物，有义齿者取下义齿，确保呼吸道通畅。

3．倒水处理 采用头低脚高的体位将肺内及胃内积水排出。最常用的简单方法是迅速抱起病人的腰部，使其背向上、头下垂，尽快倒出肺、气管内积水。也可将其腹部置于抢救者屈膝的大腿上，使头部下垂，然后用手压其背部，使气管内及胃内的积水倒出。也可利用小木凳、倒置的铁锅等物做垫高物。在此期间抢救动作一定要敏捷，切勿因倒水过久而延误心肺复苏等抢救措施。

4．心肺复苏 对呼吸和心跳停止的病人应立即进行心肺复苏术。

（二）医院内救护

对于心肺复苏成功，意识已经清醒者，但还存在缺氧、酸中毒或低温者，应继续观察和治疗，以防止病情反复和恶化。对于呼吸、心跳没有恢复或已恢复，但不稳定者，应送 ICU 抢救。

1．维持呼吸功能

2．维持循环功能

3．监测病情变化

4．复温和保温

5．对症处理 ①纠正血容量②防治脑水肿③及时应用保护肝肾功能、促进脑功能恢复的药物。

第十一节 细菌性食物中毒病人的护理

细菌性食物中毒是由于食用被细菌或细菌毒素污染的食物后，引起的急性感染性中毒性疾病，又称为食物中毒感染。

本病的流行特征是有季节性，多发生于夏秋季。有共同的传染源，发病较集中，以暴发和集体发作的形式表现。传染源是被感染的人和动物。传播途径是通过食用被细菌或其毒素污染的食物而传播。易感人群是人，病后不会获得免疫力，还可重复感染。

细菌性食物中毒按临床表现分为胃肠型和神经型两大类。本节主要阐述胃肠型食物中毒。

一、病　因

1．沙门菌属

2．副溶血性弧菌

3．金黄色葡萄球菌

4．大肠杆菌 引起食物中毒的大肠杆菌有：①产肠毒素大肠杆菌，是导致婴幼儿、旅游者腹泻的主要原因。②致病性大肠杆菌，是引起婴儿腹泻、大规模食物中毒的主要致病菌。③侵袭性大肠杆菌，可引起类似细菌性痢疾。④肠出血性大肠杆菌，可导致出血性肠炎。

二、临床表现

起病急，主要表现为腹痛、腹泻、呕吐等症状，先腹部不适，继而出现上腹部或脐周疼痛，呈阵发性或持续性绞痛，上腹部、脐周有轻度压痛，肠鸣音亢进，多伴有恶心、呕吐症状。呕吐物为食用的食物，严重者可呕出胆汁、胃液，甚至可含有血液。金黄色葡萄球菌性食物中毒呕吐最严重。腹泻可每日多次甚至数十次，常为黄色稀水便或黏液便。剧烈呕吐、腹泻可引发脱水、酸中毒，甚至出现周围循环衰竭。少数病人可有全身中毒症状，表现为畏寒、发热、头痛、乏力等。

三、治疗原则

（1）．适当休息，沙门菌感染者应按消化道隔离措施执行。

（2）．食用易消化流质或半流质饮食，注意水和电解质的平衡，有脱水症状要口服补充液体，必要时要静脉补充葡萄糖盐水。

（3）．根据不同的病原菌选用敏感抗生素，如沙门菌感染食物中毒者可用喹诺酮类或氯霉素等，副溶血性弧菌感染食物中毒可选用氯霉素和四环素或喹诺酮类等，大肠杆菌感染食物中毒可选用阿米卡星等。

（4）．对症治疗　腹痛剧烈者可用解痉剂如阿托品 0.5mg 肌内注射或口服普鲁苯辛等；发生酸中毒者可酌情给予 5%碳酸氢钠等药物纠正；有休克者要抗休克治疗。

四、护理措施

对症护理　①对于腹痛病人应注意腹部保暖，禁用凉食、冷饮。必要时可遵医嘱使用解痉剂。②对于呕吐者一般不主张止吐处理，因呕吐有助于清除胃肠道的毒素。病人呕吐后应帮助病人及时清除呕吐物、清水漱口，保持病人口腔清洁及床单位整洁，给予易消化、清淡流质或半流质饮食，呕吐严重者可暂时禁食。③腹泻是有助于清除胃肠道内毒素，早期不用止泻剂。④为补充丢失的水和电解质，要鼓励病人多饮水或饮淡盐水。有脱水症状者要及时口服补盐液或遵医嘱静脉补充生理盐水和葡萄糖盐水。

五、健康教育

（1）预防本病的根本措施是做好饮食卫生，向大众宣传预防细菌性食物中毒的卫生知识。

（2）在夏秋季应注意不要暴饮暴食，不吃不洁、腐败变质食物。

（3）加强爱国卫生运动，消灭蟑螂、苍蝇、老鼠等传播媒介，防止食品被污染。

（4）加强对食品生产、流通、销售过程的卫生管理，贯彻《食品卫生法》，卫生检疫部门要对食物的生产、加工、储存、运输等过程，实行严格监督，对从事餐饮服务性行业的人员要定期进行健康查体，及时发现并治疗带菌者。群众要自觉抵制出售病死牲畜和腐败变质食物。

（5）发现可疑病例及时送检，并严格执行消化道隔离措施。

第十二节　小儿气管异物的护理

气管与支气管异物是异物因误吸滑入气管和支气管，产生以咳嗽和呼吸困难为主要表现的临床急症。多见于 5 岁以下儿童。

一、病　因

儿童多在进食或口含物品时，因说话、哭、笑、跌倒等原因不慎将异物误吸进入气管和支气管。常见异物种类有花生、黄豆、果核、笔帽、纽扣、硬币等，也有幼儿在吮食果冻类食品时误吸。少数为全麻或昏迷病人的呕吐物误吸所致。

二、临床表现

（1）异物进入气管和支气管，即发生剧烈呛咳、喘憋、面色青紫和不同程度的呼吸困难，片刻后缓解或加重。

（2）阵发性、痉挛性咳嗽是气管、支气管异物的一个典型症状。

（3）气管异物患儿多有不同程度的呼吸困难，重者可出现“三凹征”、面色发绀等呼吸时胸廓运动可不对称。

三、护理措施

术前护理

（1）准备氧气、气管切开包、负压吸引器、急救药品等。

（2）密切观察患儿病情，如有烦躁不安、呼吸困难加重，三凹征明显，口唇发绀、出大汗情况应及时通知医生。

（3）内镜下取出异物，是惟一有效的治疗方法。支气管镜检查术采用全麻，应告知患儿和家长注意事项和要求，检查前需禁食 6～8h，吃奶的婴儿为 4h。

第十三节　破伤风病人的护理

一、病　因

破伤风杆菌广泛存在于泥土和人畜粪便中。破伤风杆菌经体表破损处侵入人体组织，并在缺氧的环境中生长繁殖，产生毒素引起感染。

破伤风杆菌不能侵入正常的皮肤和黏膜，但一切开放性损伤，如火器伤、开放性骨折、烧伤，甚至细小的木刺或锈钉刺伤等，一旦形成了一个适合该菌生长繁殖的缺氧环境，均可能引起破伤风。如果同时存在其他需氧菌感染而消耗伤口内残留的氧气时，更利于破伤风的发生。

二、临床表现

典型症状　在肌肉紧张性收缩（肌强直、发硬）的基础上，呈阵发性强烈痉挛。起始表现为咀嚼不便、张口困难，随后牙关紧闭。

三、治疗原则★★★★★

1. 清除毒素来源　彻底清除坏死组织和异物，用 3%过氧化氢溶液冲洗，敞开伤口，充分引流。

2. 中和游离毒素　①注射破伤风抗毒素，但若破伤风毒素已与神经组织结合，则难以起效，故应尽早使用。用药前应作过敏试验。②深部肌内注射破伤风人体免疫球蛋白一次，早期应用有效。

3．控制并解除痉挛 是治疗的重要环节。新生儿破伤风要慎用镇静解痉药物。

四、护理措施

1．一般护理

（1）环境要求：将病人安置于隔离病室，保持安静，减少一切刺激，遮光，防止噪声，温度15～20℃，湿度约60%。

（2）严格隔离消毒：破伤风杆菌具有传染性，为防止播散，应执行接触隔离，所有器械、敷料均需专用。使用后器械用0.5%有效氯溶液浸泡30min，或用1%的过氧乙酸浸泡10min，清洗后高压蒸汽灭菌，敷料应焚烧，用过的大单布类等包好，送环氧乙烷室灭菌后再送洗衣房清洗、消毒，病人的用品和排泄物均应消毒。护理人员应穿隔离衣，防止交叉感染。尽量给病人住单人房间，病室定期空气消毒，如每天用3%的过氧乙酸喷雾，向病人及家属解释探视频繁可增加交叉感染的机会，使之配合，尽量减少探视人员。

2．呼吸道管理

保持呼吸道通畅：备好气管切开包，必要时吸出呼吸道分泌物。如发生呼吸道梗阻，应立即通知医生行紧急气管切开。如突发窒息，可立即将16号针头刺入环甲膜，使空气进入气管，然后再作气管切开，以赢得抢救时间。

五、健康教育

（1）预防破伤风最有效、最可靠的方法是注射

TAT，按期接受破伤风主动免疫的预防注射，儿童应定期注射破伤风类毒素，以获得自动免疫。

（2）出现下列情况应及时到医院就诊，注射破伤风抗毒素，一般伤后12h内注射1500U（1ml），成人、儿童剂量相同，如就医较晚或伤口污染严重剂量加倍，必要时2～3d后可重复注射。注射前需作过敏试验，只有阴性者一次全量皮下或肌内注射，如过敏试验阳性要脱敏注射。①任何较深的外伤切口，如木刺、锈钉刺伤；②伤口虽浅，但沾染人畜粪便；③医院外的急产或流产，未经消毒处理者；④陈旧性异物摘除术前。

第十四节　肋骨骨折病人的护理

一、病因病理

单根或数根肋骨单处骨折，其上、下有完整的肋骨支持胸廓，对呼吸功能的影响不大。多根、多处骨折因前后端失去支撑，使该部胸廓软化，产生反常呼吸运动，即吸气时，胸腔内负压增高，软化部分向内凹陷；呼气时，胸腔内负压减低，该部胸壁向外凸出，又称连枷胸。

二、临床表现★★

局部疼痛，深呼吸、咳嗽或转动体位时疼痛加剧。受伤处胸壁肿胀、压痛、挤压胸部时疼痛加重。

三、治疗原则

1．闭合性单处肋骨骨折　重点是镇痛、固定胸廓和防治并发症。

2．闭合性多根多处肋骨骨折　现场急救用坚硬的垫子或手掌施压于胸壁软化部位。

3．开放性肋骨骨折　清创胸壁伤口，固定骨折断端，如胸膜腔已穿破，行闭式胸腔引流。手术后应用抗生素。

第十五节　常见四肢骨折病人的护理

学员答疑邮箱：zhiyeyishi@yahoo.cn

一、骨折概述

（一）病因及分类

1．病因

（1）直接暴力：外力作用部位发生骨折，如压轧、撞击、火器伤等引起的骨折。

（2）间接暴力：着力点以外的部位发生骨折，外力通过传导、杠杆或旋转引起的骨折，如从高处坠下足部着地引起脊椎骨折。

（3）肌肉牵拉。

（4）疲劳性骨折。

（5）病理性骨折。

2．分类

（1）按骨折端与外界是否相通分为：①闭合性骨折②开放性骨折。

（2）按骨折的程度及形态分类：①不完全骨折：骨骼连续性没有完全中断，依据骨折形态又分为青枝骨折、裂缝骨折等。②完全骨折：骨骼连续性完全中断，按骨折形态又分为横形骨折、斜形骨折、螺旋形骨折、粉碎性骨折、嵌插骨折、压缩骨折、凹陷骨折和骨骺分离等。

（3）按骨折处的稳定性分为：①稳定性骨折：骨折端不易移位或复位后不易再移位的骨折，如不完全性骨折及横形骨折、嵌插骨折等。②不稳定性骨折：骨折端易移位或复位后易再移位的骨折，如楔形骨折、螺旋形骨折、粉碎性骨折等。

（4）按骨折后时间长短分为：①新鲜骨折：2 周之内的骨折。②陈旧骨折：发生在 2 周之前的骨折，复位及愈合都不如新鲜骨折。

（二）临床表现

1．全身表现

（1）休克。

（2）发热。

2．局部表现

（1）一般表现：疼痛和压痛、肿胀和瘀斑、功能障碍等。

（2）骨折专有体征：畸形、假关节活动（异常活动）、骨擦音或骨擦感。

（三）辅助检查

X 线检查　可明确诊断并明确骨折类型及移位情况，检查必须包括正、侧位及邻近关节，并加健侧以便对照。

（四）骨折的并发症★★★★

1．早期并发症

（1）休克。

（2）血管损伤。

（3）神经损伤。

（4）脏器损伤：颅骨骨折引起脑损伤，肋骨骨折可损伤肺、肝、脾，骨盆骨折可损伤膀胱、尿道和直肠等。

（5）骨筋膜室综合征。

（6）脂肪栓塞。

（7）感染。

2．晚期并发症

（1）关节僵硬。

（2）骨化性肌炎。

（3）愈合障碍。

（4）畸形愈合。

（5）创伤性关节炎。

（6）缺血性骨坏死：如股骨颈骨折时的股骨头坏死。

（7）缺血性肌挛缩：如发生在前臂掌侧即“爪形手”畸形。

（五）骨折愈合过程及影响骨折愈合的因素

骨折愈合过程　骨折愈合是一个连续的过程，根据其变化可分为三个阶段。

（1）血肿机化演进期：此期大约需要 2～3 周。

（2）原始骨痂形成期：此期大约需要 4～8 周。

（3）骨痂改造塑形期：此期约需 8～12 周。

（六）治疗原则

1．复位

2．固定

3．功能锻炼

（七）护理措施

石膏的护理

（1）石膏干固前护理。

1）禁止搬动和压迫。

2）加速干固。

（2）保持石膏清洁、干燥。

（3）观察血液循环和神经：包好石膏后，患肢抬高，以利于静脉回流，注意观察肢体远端颜色、温度、感觉和运动。如有疼痛、苍白、冰冷、发绀、麻木时，要警惕石膏过紧，应及时通知医生处理，防止发生骨筋膜室综合征。

二、四肢骨折病人的护理

（一）肱骨干骨折

常见于青年和中年人。

1．病因　由直接或间接暴力引起。

2．临床表现　伤侧上臂疼痛、肿胀、畸形、皮下瘀斑及功能障碍。体检有假关节活动、骨擦感、患肢短缩等。

（二）肱骨髁上骨折

病因与分类　根据暴力来源和移位方向，可分伸直型和屈曲型骨折。

（1）伸直型较常见。

（2）屈曲型少见。

（三）桡骨远端伸直型骨折（Colles 骨折）

发生于桡骨远端约3cm内的骨折，以老年人多见，由间接暴力所致，跌倒时前臂旋前，腕关节背伸，手掌着地。

临床表现　局部疼痛、肿胀、压痛、功能障碍，典型的畸形表现是侧面观“餐叉样”畸形，正面观

"枪刺样"畸形。X线正侧位片显示骨折和移位情况。

（四）股骨颈骨折

股骨颈骨折多发生于老年人，以女性为多。常出现骨折不愈合（约15%）和股骨头缺血性坏死（20%～30%）。

治疗原则

（1）非手术治疗

1）牵引复位：可采用穿防旋鞋、持续皮牵引（如Buck牵引）、骨牵引或石膏固定方法达到复位和固定作用，卧硬板床6～8周。

2）手法复位：先作皮牵引或骨牵引，并尽早在X线透视下手法复位。

（2）手术治疗：适用于内收型骨折或有移位的骨折、难以牵引复位或手法复位者。在骨折复位后经皮或切开行加压螺纹钉固定术、髋关节置换术。

1）闭合复位内固定。

2）切开复位内固定。

3）人工股骨头或全髋关节置换术。

（五）股骨干骨折

股骨干骨折是指股骨小转子与股骨髁之间的骨折，多见于青壮年。多由强大的直接或间接暴力所致。直接暴力可引起股骨横断或粉碎性骨折，间接暴力可引起股骨的斜形或螺旋骨折。

（六）胫腓骨干骨折

临床表现 局部疼痛、肿胀、压痛、功能障碍，呈短缩或成角畸形，异常活动，可发现骨擦音或骨擦感。

第十六节 骨盆骨折病人的护理

一、病 因

轻人骨盆骨折主要是由于交通事故和高处坠落引起。老年人骨盆骨折最常见的原因是摔倒。

二、临床表现

局部肿胀、压痛、畸形、骨盆反常活动、会阴部瘀斑，肢体不对称。

骨盆分离试验和骨盆挤压试验阳性。

三、辅助检查

X 线和 CT 检查能直接反映是否存在骨盆骨折及其类型。

第十七节 颅骨骨折病人的护理

一、临床表现★★★

按骨折部位可分为颅盖骨折与颅底骨折；按骨折形态分为线形骨折和凹陷骨折；依骨折部位是否与外界相通分为闭合性骨折和开放性骨折。

1．颅盖骨折

2．颅底骨折 多为强烈间接暴力引起，常伴有硬脑膜破裂，引起脑脊液外漏或颅内积气（表 11-2）。

表 11-2 颅底骨折的临床表现

骨折部位	瘀斑部位	脑脊液漏	可能损伤的脑神经
颅前窝	“熊猫眼征”、“兔眼征”	鼻漏	1、2
颅中窝	耳后乳突区	耳、鼻漏	7、8
颅后窝	耳后及枕下部、咽后壁	无	9～12

二、护理措施

预防颅内感染，促进漏口早日闭合

（1）体位：嘱病人采取半坐位，头偏向患侧，维持特定体位至停止漏液后 3～5 d，借重力作用使脑组织移至颅底硬脑膜裂缝处，促使局部粘连而封闭漏口。

（2）保持局部清洁：每日 2 次清洁、消毒外耳道、鼻腔或口腔，注意棉球不可过湿，以免液体逆流入颅。劝告病人勿挖鼻、抠耳。注意不可堵塞鼻腔。

（3）避免颅内压骤升：嘱病人勿用力屏气排便、咳嗽、擤鼻涕或打喷嚏等，以免颅内压骤然升降导致气颅或脑脊液逆流。

（4）对于脑脊液鼻漏者，不可经鼻腔进行护理操作，严禁从鼻腔吸痰或放置鼻胃管，禁止耳、鼻滴药、冲洗和堵塞，禁忌作腰穿。

第十二章　肌肉骨骼系统和结缔组织疾病病人的护理

第一节　腰腿痛和颈肩痛病人的护理

一、颈椎病

颈椎病是指颈椎间盘退行性变及其继发椎间关节退行改变，所致相邻神经、脊髓、椎动脉、食管等受累，产生了相应的临床症状和体征。好发部位依次在颈5～6、颈4～5、颈6～7节段。

（一）临床表现

1．神经根型颈椎病　此型最常见。上肢牵拉试验阳性，压头试验也可为阳性。

2．脊髓型颈椎病　此型症状最重。腹壁反射、提睾反射和肛门反射减退或消失，Hoffmann征、髌阵挛、Babinski征等阳性。

3．椎动脉型颈椎病　主要表现颈性眩晕，头痛，突然摔倒，视觉障碍，耳鸣，听力降低。眩晕的发作与颈部活动关系密切。

4．交感神经型颈椎病　特点是临床症状多而客观体征少，呈神经症的表现。如表现为面部或躯干麻木，痛觉迟钝；易出汗或无汗；感觉心悸，心动过速或过慢，心律不齐；血压升高或降低；耳鸣，听力下降；视力下降或眼部胀痛、干涩或流泪；失眠，记忆力下降等症状。

（二）治疗原则

1．非手术治疗 主要适用于神经根型、椎动脉型、交感神经型颈椎病。

2．手术治疗 适用于神经根型、椎动脉型、交感神经型颈椎病经非手术治疗半年以上而无效者。手术方式常采用经前路椎间盘摘除植骨融合术、经后路椎管扩大成形术等。

二、腰椎间盘突出症

腰椎间盘突出症是指椎间盘变性后纤维环破裂和髓核组织突出，刺激、压迫神经根或马尾神经而引起的一种综合征。是腰腿痛最常见的原因之一。

好发年龄为20～50岁，男性多于女性，临床发病多在腰4～5与腰5～骶1间隙。

临床表现 腰痛及坐骨神经痛

第二节 骨和关节化脓性感染病人的护理

一、化脓性骨髓炎

（一）病因

致病菌最多见的是金黄色葡萄球菌，其次是乙型溶血性链球菌。

（二）临床表现★

起病急，出现寒战、高热，达 39℃以上。患儿可烦躁、惊厥，严重时发生休克或昏迷。患处持续性剧痛及深压痛，患肢活动受限。当骨膜下脓肿形成或已进入软组织中，患肢局部红、肿、热、痛或有波动感。脓肿可穿破皮肤形成窦道。合并化脓性关节炎时，出现关节红、肿、热、痛。

二、化脓性关节炎

约 85%的致病菌为金黄色葡萄球菌。

第三节　脊柱及脊髓损伤病人的护理

一、脊柱骨折

（一）病因

主要原因是暴力，多数由间接暴力引起，少数因直接暴力所致。直接暴力所致的脊柱骨折，多见于战伤、爆炸伤、直接撞伤等。

（二）辅助检查★

X 线可显示骨折部位、类型和程度，关节脱位，棘突间隙改变等。

（三）护理措施★★★★

急救搬运　脊柱骨折、脱位很易引起脊髓损伤，其中有部分病人由于急救搬运不当引起，因此要强调搬运方法，正确的搬运方法是：三人平托病人，同步行动，将病人放在脊柱板、木板或门板上；也可将病人保持平直体位，整体滚动到木板上。严禁弯腰、扭腰。如有颈椎骨折、脱位，需要另加一人牵引固定头部，并与身体保持一致，同步行动。

二、脊髓损伤

病因

脊髓损伤是脊椎骨折、脱位的严重并发症，移位的椎骨或突入椎管内的骨折片，可压迫或损伤脊髓或马尾神经，引起瘫痪。若损伤平面以下的感觉、运动、反射及括约肌功能部分丧失，为不完全瘫痪；若功能完全丧失为完全瘫痪。胸腰椎骨折引起脊髓损伤出现下肢瘫痪，称为截瘫；如颈髓损伤引起高位瘫痪，称为四肢瘫痪，简称四瘫。脊髓损伤后出现瘫痪，但由于损伤的程度不同，用截瘫指数将瘫痪程度量化，截瘫指数分别用“0”、“1”、“2”表示，“0”代表没有或基本没有瘫痪；“1”代表功能部分丧失；“2”代表完全或接近完全瘫痪；一般记录肢体的自主运动、感觉及两便三项功能，最后数字相加即是该病人的截瘫指数。

第四节　关节脱位病人的护理

一、临床表现

特征表现　畸形、弹性固定、关节盂空虚。

二、治疗原则

1．复位

2．固定

3．功能锻炼

第五节　风湿热病人的护理

风湿热是由于A组乙型溶血性链球菌感染后发生的一种全身结缔组织病。本病常侵犯关节、心脏、皮肤，也可累及神经及其他脏器。

典型的临床表现

1．发热　热型不规则。

2．关节炎 典型的关节炎呈游走性、多发性、同时侵犯数个大关节。

3．心脏炎

第六节　类风湿关节炎病人的护理

一、病　因★

病因不明确，一般认为是某些可疑病原体（细菌、病毒、支原体等）感染人体，在某些诱因（潮湿、寒冷、创伤等）作用下，侵及滑膜和淋巴细胞，引发自身免疫反应，产生一种自身抗体IgM，称类风湿因子（RF）。RF作为一种自身抗原与体内变性的IgM起免疫反应，形成抗原抗体复合物沉积在滑膜组织上，激活补体，产生多种过敏因素，引起关节滑膜炎症，使软骨和骨质破坏加重。

二、临床表现

（一）关节症状★★★★★

1. 晨僵 晨僵的程度和持续时间可作为判断病情活动度的指标，晨僵出现在95%以上的类风湿关节炎病人。

2. 关节疼痛和关节肿胀。

3. 关节畸形及功能障碍 病变后期，因滑膜炎的绒毛破坏了软骨和软骨下的骨质，造成关节纤维性或骨性强直畸形。

4. 关节外表现 类风湿结节是本病较特异的皮肤表现，出现在20%～30%病人，多位于关节隆突部及受压部位皮下，如上肢鹰嘴突、腕、踝等关节。

三、辅助检查★

免疫学检查 C反应蛋白是炎症过程中出现的急性期蛋白，它的增高说明本病的活动性。类风湿因子（RF）在80%的病人中呈阳性，其滴度与本病活动性和严重性成正比。

四、护理措施★★

1. 注意活动与休息 活动期发热或关节肿胀明显时应卧床休息，并保持正确的体位，勿长时间维持抬高头部和膝部的姿势，以免屈曲姿势造成关节挛缩致残。病情缓解时指导病人进行功能锻炼。可做关节的被动活动，也可训练日常生活技能。

2. 疼痛的护理 关节肿胀、疼痛剧烈时，遵医嘱给予消炎止痛剂。缓解期帮助指导病人功能锻炼。

采取解除或减轻疼痛的措施，如每日清晨起床时进行15min 温水浴或用热水疱手。也可用谈话、听音乐等形式分散疼痛注意力。

五、健康教育

（1）向病人及家属介绍疾病知识，避免诱因，如寒冷、潮湿、过度疲劳、精神刺激、感染等。

（2）介绍服药知识，指导病人按时服药，特别是激素不能随意减量。

（3）指导病人功能锻炼，保持关节适当活动，提高病人自理能力。

（4）避免膝关节过度疲劳，尽量少上下楼梯、少登山、少久站、少提重物，少长时间下蹲，这些动作让膝关节的负荷过大，容易加重病情。太极拳常有下蹲动作，这刺激到膝盖，也会让膝关节负担过重发生损伤。游泳和散步是膝关节炎患者的最佳运动，这两项运动既不增加膝关节的负重能力，又能让膝关节四周的肌肉和韧带得到锻炼。其次，仰卧起坐、俯卧撑、桥形拱身，仰卧在床上，把两腿抬起放下、模仿蹬自行车，高位马步、直身跪坐都是患者可以选择的运动。

第七节　系统性红斑狼疮病人的护理

常见于年轻女性。

一、临床表现★★★★★

肾衰竭和感染是 SLE 的主要致死原因。

1. 发热　无一定热型，初期仅有低热，急性活动期可有高热。

2. 皮肤黏膜损害 80%的病人有皮肤黏膜损害，常见于暴露部位出现对称的皮疹，典型者在双面颊和鼻梁部有深红色或紫红色蝶形红斑，表面光滑，有时可见鳞屑，病情缓解时红斑可消退，留有棕黑色色素沉着。

3. 关节与肌肉疼痛 90%以上的病人有关节受累，大多数关节肿痛是首发症状，受累的关节常是近端指间关节、腕、足部、膝和踝关节。

4. 脏器损害 几乎所有 SLE 病人均有肾脏损害，约半数病人有狼疮性肾炎。表现为肾小球肾炎或肾病综合征，可见不同程度的水肿、血尿、蛋白尿、管型尿、高血压及肾功能损害，一旦发展为尿毒症，则成为病人死亡的常见原因。

二、辅助检查

（一）免疫学检查

抗核抗体（ANA） 阳性率达 95%，但特异性不高。如多次为阳性，则 SLE 的可能性不大。目前本试验已代替了狼疮细胞检查成为主要的筛选指标。

（二）免疫病理检验

肾穿刺活组织检查对治疗狼疮性肾炎和估计预后有价值。

三、治疗原则

（一）药物治疗★★

1. 糖皮质激素 是目前治疗 SLE 的首选药，用于急性暴发性狼疮、脏器受损、急性溶血性贫血、血小板减少性紫癜等。通常采用泼尼松，每日 1mg/kg，根据病情调整剂量。4～6 周病情好转后缓慢逐渐减量，防止反跳。

2．非甾体类抗炎药 均为口服药，主要用于发热、关节、肌肉酸痛，而无明显血液病变的轻症病人，常用的有阿司匹林、吲哚美辛、布洛芬等。

3．免疫抑制剂 应用于易复发但因严重不良反应而不能使用激素者。常用的有环磷酰胺、硫唑嘌呤、长春新碱等。此类药毒性较大，使用中应定期查血象、肝功能。

四、护理措施★★★★★

1．注意活动与休息 急性期及疾病活动期应卧床休息，卧床期间应注意翻身、被动活动，防止压疮。缓解期可适当活动。

2．做好皮肤护理 病人应避免在烈日下活动，必要时穿长袖衣裤，戴遮阳帽、打伞，禁忌日光浴。保持皮肤的清洁卫生，可用清水冲洗皮损处，每日 3 次；用 30℃左右温水湿敷红斑处，每次 30min。忌用碱性肥皂，避免化妆品及化学药品，防止刺激皮肤。脱发的病人应减少洗头次数，每周 2 次为宜，边洗边按摩，也可用梅花针轻叩头皮，每日 2 次，每次 15min，避免脱发加重。忌染发、烫发、卷发。鼓励病人采用适当方法遮盖脱发，可戴帽子、假发等。

3．预防感染 SLE 病人抵抗力差，易发生感染。

4．药物护理 指导病人遵医嘱用药，勿随意减药、停药。激素类药物勿擅自停药或减量，以免造成疾病治疗“反跳”。

5．饮食护理 给予高蛋白、富含维生素、营养丰富、易消化的食物，避免食用刺激性食物。忌食含有补骨脂素的食物，如芹菜、香菜、无花果等。肾功能损害者，应给予低盐饮食，适当限水，并记录 24h 出入量，尿毒症病人应限制蛋白的摄入。心脏明显受累者，应给予低盐饮食。消化功能障碍者应给予无渣饮食。

第八节　骨质疏松症病人的护理

临床表现

1．疼痛　是骨质疏松症最常见、最主要的症状

2．身长缩短、驼背　是继腰背痛后出现的重要体征之一。

3．骨折　骨质疏松症骨折发生的特点：在扭转身体、持物、开窗等室内日常活动中，即使没有较大的外力作用也可发生骨折。骨折发生的部位比较固定，如胸腰椎骨折、桡骨远端骨折、股骨上段及踝关节骨折等。

记忆中记得最牢的事情，就是一心要忘却的事情。

——蒙台涅尼

第十三章　肿瘤病人的护理

第一节　食管癌病人的护理

食管癌以中胸段多见，其次为下胸段及上胸段。

一、临床表现

早期症状多不明显，偶有咽下食物哽噎感、停滞感或异物感；胸骨后闷胀不适或疼痛，疼痛多为隐痛、刺痛或烧灼样痛。间歇期可无症状，易被病人忽略。中、晚期的典型症状为进行性吞咽困难。

二、辅助检查

1. 细胞学检查　带网气囊食管脱落细胞学检查是一种简便易行的普查筛选诊断方法。

2. X线食管吞钡造影检查　早期食管癌可见局限性食管黏膜皱襞增粗和中断，小的充盈缺损或龛影；中晚期食管癌可显示病变部位管腔不规则充盈缺损、管腔狭窄，病变段管壁僵硬等典型征象。

3. 内镜检查　是定性检查的方法。

4. CT 和 MRI　显示食管癌向腔外扩展的范围，以及淋巴结转移情况。

三、治疗原则

食管癌以手术治疗为主，配合放疗和化疗等综合治疗。

四、护理措施★★★★★

手术病人的护理

1．术前护理

（1）一般护理：做好术前常规护理，吸烟者术前2 周戒烟。训练病人深呼吸、有效咳嗽排痰的动作；积极治疗口腔慢性病灶。

（2）消化道准备：术前 3d 给流质饮食，在餐后饮温开水漱口，以冲洗食管，并且每餐后或睡前口服新霉素及甲硝唑溶液，以达到食管黏膜消炎的作用。对食管梗阻的病人，术前 3d 每晚插胃管用抗生素生理盐水冲洗食管，以减轻组织水肿，降低术后感染及吻合口瘘的发生率。

行结肠代食管者应做好肠道准备。术前 3～5d 口服肠道抗生素，如甲硝唑或新霉素等；术前 2d 进食无渣流质，术前晚行清洁灌肠或全肠道灌洗后禁饮禁食。

手术日晨放置胃管及十二指肠营养管，通过梗阻部位时不能强行插入，以免穿破食管。通过有困难者，胃管置于梗阻部位上端，手术中由医生在直视下插入胃内。

2．术后护理

并发症的观察与处理

1）吻合口瘘：是食管癌手术后最严重的并发症，多发生在术后 5～7d。消化道内容物的漏出，导致胸膜腔感染，表现为持续高热、呼吸困难、胸痛、患侧胸膜腔积气积液，全身中毒症状明显，重者可发生感染性休克。处理应立即禁食禁饮、胃肠减压、胸腔闭式引流、抗感染治疗和营养支持等。

2）乳糜胸：乳糜胸多因伤及胸导管所致。

3）肺不张、肺部感染。

第二节　胃癌病人的护理

胃癌是消化道常见的恶性肿瘤，胃癌多见于胃窦部，约占50%，高发年龄为40～60岁。

一、病因

目前认为与胃溃疡、萎缩性胃炎、胃息肉恶变有关；胃幽门螺杆菌也是重要因素之一；其他与环境、饮食及遗传因素有关。淋巴转移是胃癌的主要转移途径，发生较早，晚期最常见的是肝转移，其他如肺、脑、肾、骨。

二、临床表现★★

1．症状　早期无明显症状，半数病人较早出现上腹隐痛，一般服药后可暂时缓解。

2．体征　体检早期可仅有上腹部深压痛；晚期病人可扪及上腹部肿块。若出现肝脏等远处转移时，可有肝大、腹水、锁骨上淋巴结肿大。发生直肠前凹种植转移时，直肠指诊可摸到肿块。

三、治疗原则

手术是首选的方法，辅以化疗、放疗及免疫治疗等以提高疗效。

四、并发症

倾倒综合征

1）早期倾倒综合征：主要指导病人通过饮食加以调整，包括少量多餐，避免过甜、过咸、过浓的流质饮食；宜进低碳水化合物、高蛋白饮食；进餐时限制饮水喝汤；进餐后平卧10～20min。多数病人可缓解。

2）晚期倾倒综合征：出现症状时稍进饮食，尤其是糖类即可缓解。饮食中减少碳水化合物含量，增加蛋白质比例，少量多餐可防止其发生。

3）碱性反流性胃炎：对轻者，遵医嘱口服胃黏膜保护剂、胃动力药；对重者，准备手术。同时做好相应的心理护理。

4）营养相关问题：加强饮食调节，食用高蛋白、低脂食物，补充铁剂与足量维生素。

第三节　原发性肝癌病人的护理

一、病因及分型★

原发性肝癌的病因和发病机制迄今未明。可能与病毒性肝炎、肝硬化、黄曲霉菌、亚硝胺类致癌物、水土因素等有密切相关。病毒性肝炎临床注意到肝癌病人常有急性肝炎→慢性肝炎→肝硬化→肝癌的病史。其中乙型肝炎最常见。

二、临床表现★★★★★

1. 症状

（1）肝区疼痛：为最常见和最主要的症状，约半数以上病人以此为首发症状，多呈间歇性或持续性钝痛或刺痛。

（2）消化道和全身症状：常表现为食欲减退、腹胀、恶心、呕吐或腹泻等，易被忽视。

2．体征 肝大，为中、晚期肝癌的主要临床体征。晚期病人可出现黄疸和腹水。

三、辅助检查★★★★★

1．实验室检查 甲胎蛋白（AFP）测定：对诊断肝细胞癌有相对专一性，阳性率约为70%，是目前诊断原发性肝癌最常用、最重要的方法。

2．影像学检查 B型超声检查：能发现直径为2～3cm或更小的病变，诊断正确率可达90%，是目前肝癌定位检查中首选的一种方法。

CT和MRI检查：可检出直径1.0cm左右的小肝癌，诊断符合率达90%以上。

3．肝穿刺活组织检查 多在B超引导下行细针穿刺活检，具有确诊的意义。

四、护理问题★

1．预感性悲哀 与担忧疾病预后和生存期限有关。

2．疼痛 与肿瘤迅速生长导致肝包膜张力增加或手术、放疗、化疗后的不适有关。

3．营养失调 低于机体需要量 与厌食、化学药物治疗的胃肠道不良反应及肿瘤消耗有关。

4．潜在并发症 出血、肝性脑病、膈下积液或脓肿等。

五、护理措施★★★

并发症的预防和护理

（1）出血。

1）术前：①改善凝血功能：术前3d给维生素K_1肌

内注射，以改善凝血功能，预防术中、术后出血。②癌肿破裂出血：是原发性肝癌常见的并发症。告诫病人尽量避免致肿瘤破裂的诱因，如剧烈咳嗽、用力排便等致腹内压骤升的动作。加强腹部体征的观察，若病人突然主诉腹痛，伴腹膜刺激征，应高度怀疑肿瘤破裂出血，应及时通知医师，积极配合抢救。少数出血可自行停止。

2）术后：手术后出血是肝切除术常见的并发症之一，因此术后应注意预防和控制出血：①严密观察病情变化。②体位与活动：手术后病人若血压平稳，可给予半卧位，为防止术后肝断面出血，一般不鼓励病人早期活动。术后24h内卧床休息，避免剧烈咳嗽，以免引起术后出血。③引流液的观察：术后当日可从肝旁引流管引流出血性液体100～300ml，若血性液体增多，应警惕腹腔内出血。应做好再次手术止血的准备。

（2）肝性脑病：病情观察；吸氧；避免肝性脑病的诱因；禁用肥皂水灌肠，便秘者可口服乳果糖，促使肠道内氨的排出。

第四节 胰腺癌病人的护理

一、临床表现★

1．上腹痛和上腹饱胀不适 是最常见的首发症状。

2．黄疸 是胰头癌最主要的症状和体征。黄疸一般是进行性加重，可伴有瘙痒症。大便呈陶土色。

3．消化道症状

二、辅助检查

影像学检查

（1）B 超：胰腺及壶腹部有增大肿块，胆管、胰管扩张，胆囊肿大等，可检出直径在 2cm 以上的癌肿。内镜超声检查（EUS）能发现直径在 1cm 以下的癌肿。

（2）CT：是检查胰腺疾病可靠的方法。

三、治疗原则

早期发现、早期诊断和早期手术治疗。手术切除是胰头癌治疗的有效方法。

手术治疗　胰腺癌未有远处转移者，应争取手术切除。

四、护理措施

（一）手术前护理

1．改善营养状况　供给高蛋白、高糖饮食，应大量补充维生素。

2．PTCD 的护理　要妥善固定导管，始终保持通畅引流。一般置管 2 周为宜，对有胆道感染者可适当延长引流日期，待炎症控制后考虑手术安排。

（二）手术后护理★

引流护理　腹腔引流一般需放置 5～7d，胃肠减压一般留至胃肠蠕动恢复；胆管引流需 2 周左右；胰管引流在 2～3 周后可拔除。

五、健康教育

（1）鼓励病人吃高蛋白、高糖、低脂及富含脂溶性维生素的饮食。

（2）每 3～6 个月复查 1 次，如出现发热、进行性消瘦、乏力、贫血等应及时诊断与处理。

（3）避免暴饮暴食，戒烟酒。

第五节　大肠癌病人的护理

一、临床表现

1. 结肠癌　一般右侧结肠癌以全身中毒症状、贫血、腹部肿块为主要表现；左侧结肠癌则以慢性肠梗阻、便秘、腹泻、血便等症状为显著。

(1)排便习惯和粪便性状改变：最早出现的症状，多表现为排便次数增多、腹泻、便秘、粪便带脓血或黏液等。

（2）腹痛：常为定位不确切的持续性隐痛或仅为腹部不适或腹胀感，晚期合并肠梗阻时则表现为腹痛加重或出现阵发性绞痛。

（3）腹部肿块：腹部可扪及肿块，质地坚硬，呈结节状。肿块固定，且有明显的压痛。应注意，有时触及的肿块是梗阻近侧肠腔内的积粪。

（4）肠梗阻：晚期可发生慢性不全性结肠梗阻。

2. 直肠癌　早期仅有少量便血或排便习惯改变，易被忽视。当病程发展并伴感染时，才出现显著症状。

（1）直肠刺激症状：便意频繁及排便习惯改变，肛门坠胀、里急后重、排便不尽感，粪便表面带血及黏液，甚至脓血便等。

（2）黏液血便：癌肿侵犯肠管致狭窄时，可出现粪便变形、变细。

二、辅助检查

直肠指检 是直肠癌的首选检查方法。

第六节 肾癌病人的护理

一、临床表现★★★

1. 血尿 肾癌最早出现的症状。

2. 肿块 肿瘤较大时可在腹部或腰部发现肿块，质坚硬。

3. 腰痛 多为钝痛或隐痛。

二、治疗原则

以手术为主，手术方法包括：部分肾切除术、根治性肾切除术。肾癌直径小于 3cm，可以行保留肾组织的局部切除术。如瘤体较大，可在手术前 1d 先行肾动脉栓塞治疗，使瘤体缩小，减少术中出血，提高肿瘤的切除率和手术的安全性。

第七节 膀胱癌病人的护理

膀胱癌是最常见的泌尿系统肿瘤，好发于 50～70 岁，男性多于女性。

一、临床表现

（1）血尿：为膀胱肿瘤最常见和最早出现的症状。

（2）尿频、尿痛属晚期症状。

(3)排尿困难和尿潴留发生于肿瘤较大或堵塞膀胱出口时。

二、辅助检查

1．影像学检查

（1）B型超声检查：可发现直径0.5cm以上的膀胱肿瘤。

（2）X线检查：排泄性尿路造影可了解肾盂、输尿管有无肿瘤，膀胱造影可见充盈缺损。

（3）CT、MRI：可了解肿瘤浸润深度及局部转移病灶。

2．实验室检查 尿脱落细胞检查可找到肿瘤细胞，但分化良好者不易检出。

3．内镜检查 膀胱镜检查是最重要的检查手段，能直接观察肿瘤位置、大小、数目、形态、浸润范围等，并可取活组织检查。

三、护理措施

饮食：嘱病人食用高蛋白、易消化、营养丰富的食品，以纠正贫血，改善全身营养状况。多饮水可稀释尿液，以免血块引起尿路堵塞。

四、健康教育

1．术后锻炼 术后适当锻炼，加强营养，增强体质。

2．戒烟 禁止吸烟，对密切接触致癌物质者加强劳动保护，可能会防止或减少膀胱肿瘤的发生。

3．定期复查

（1）浸润性膀胱癌术后定期复查肝、肾、肺等脏器功能，及早发现转移病灶。

（2）放疗、化疗期间，定期查血、尿常规，一旦出现骨髓抑制，应暂停治疗。

（3）任何保留膀胱的手术后病人都应有严密的随访，须定期复查膀胱镜，术后第1年应每3个月做膀胱镜一次，1年无复发者酌情延长复查时间。应反复强调复查的重要性，并说服病人主动配合。

第八节　宫颈癌病人的护理

宫颈癌是最常见的妇科恶性肿瘤。宫颈癌以鳞状细胞癌最为多见，其次为腺癌和鳞腺癌。

一、临床表现

1．接触性出血　早期表现为同房后出血或双合诊检查后出血。

2．排液　多发生在阴道出血后，早期量少，呈白色或淡黄色，随肿瘤组织的破溃可产生浆液性的分泌物；晚期可出现脓性分泌物或米汤样恶臭排液。

3．疼痛

二、辅助检查★★★

1．宫颈脱落细胞学检查　是宫颈癌筛查的主要方法。

2．宫颈和宫颈管活体组织检查　是确定宫颈癌前病变和宫颈癌的最可靠方法。

三、护理措施

手术前护理

（1）皮肤准备：术前1d备皮，剃除自剑突下至大腿上1/3处及会阴部，两侧至腋中线范围内的所有汗毛和阴毛，并彻底清洁脐部。

（2）配血：宫颈癌根治术常规配 800～1000ml 血，以备手术当中使用。

（3）阴道准备：术前 1d 日用肥皂水擦洗阴道 2 次，用 0.2‰的碘伏溶液冲洗阴道，并在后穹隆处放入甲硝唑，放药后嘱病人平卧 5～10min 再活动。术日当天清晨用 0.2‰的碘伏溶液冲洗阴道，用碘酒酒精消毒宫颈。

（4）肠道准备：术前 3d 改无渣饮食，按医嘱给肠道制菌药物。术前 1d 口服恒康正清散清洁肠道，晚上视排便的情况给予洗肠。术前 1d 晚 10 点以后禁食，12 点以后禁水直至手术，术日当天为接台手术者如感到饥饿可遵医嘱给予静脉输液。术前当日晨视排便情况给予洗肠。

（5）留置尿管：术日晨插尿管，由于术后保留尿管 7～14d，应使用抗菌尿管及抗反流尿袋，以减少泌尿系感染的发生。

（6）手术前取下所有首饰、活动的义齿、金属物品，体内有金属固定器、起搏器的要告知医生。

四、健康教育★★★★

（1）教育已婚妇女定期进行防癌普查，积极治疗宫颈炎、宫颈 CIN，阻断宫颈癌的发生。每年 1~ 2 次。

（2）教育病人养成良好的卫生习惯，避免不洁及无保护性生活。

第九节　子宫肌瘤病人的护理

子宫肌瘤是女性生殖系统中最常见的良性肿瘤。多发或单个，常见变性有玻璃样变、囊性变、红色变、肉瘤变及钙化。

一、病因★

（1）雌激素可以使子宫肌细胞增生肥大，肌层变厚，子宫增大。

（2）孕激素可刺激子宫肌瘤细胞核分裂，促进肌瘤生长。

二、临床表现

（一）症状

1. 月经异常　（最常见）

2. 腹部肿块

3. 白带增多

4. 疼痛

（二）体征

其体征与肌瘤的大小、位置、数目及有无变性有关。

第十节　卵巢癌病人的护理

一、治疗原则

1．手术治疗　是卵巢恶性肿瘤的主要治疗方法。

2．化学药物治疗　由于卵巢恶性肿瘤对化疗敏感，因此化疗为重要的辅助治疗。

二、护理措施

术后保留尿管2～3d，观察尿的颜色、性质和量及病人尿道口的情况；保留尿管期间每天擦洗尿道口及尿管2次，每天更换尿袋；保持尿管通畅并使尿袋低于尿道口水平，防止逆行感染。拔除尿管时动作轻柔，避免损伤尿道黏膜，拔除尿管后鼓励病人多饮水、尽早排尿。

饮食：手术当日禁食，术后第1d可以进食流食，根据排气的情况逐渐进食半流食、普食。注意在排气前不能饮牛奶、豆浆及含糖的饮料，以防止胀气的发生。

第十一节　绒毛膜癌病人的护理

绒毛膜癌是一种高度恶性的滋养细胞肿瘤。

一、临床表现

（一）原发灶表现

1．阴道出血

2．子宫复旧不全或不均匀增大

3．卵巢黄素化囊肿

4．腹痛

5．假孕症状

（二）转移灶表现★

症状和体征视转移部位而异。主要经血行播散，最常见的转移部位是肺（80%），

二、健康教育★★

（1）进食高蛋白、高维生素、易消化的饮食，鼓励病人多进食，以增加机体抵抗力。

（2）注意休息，不过分劳累，阴道转移者应卧床休息，以免引起破溃大出血。

（3）注意外阴清洁，以防感染。

（4）恢复期节制性生活，做好避孕。

（5）出院后严密随访，警惕复发。第 1 年每月随访 1 次，1 年后每 3 个月随访 1 次，持续至 3 年后改为每年 1 次至 5 年，此后每 2 年 1 次。随访内容同葡萄胎。

第十二节　葡萄胎及侵蚀性葡萄胎病人的护理

一、葡萄胎

（一）临床表现

1．阴道流血　是最常见的症状，多数病人在停经 12 周左右发生不规则阴道出血。

2．子宫异常增大、变软

3．卵巢黄素化囊肿

4．妊娠呕吐及妊娠高血压综合征

5．腹痛

（二）治疗原则★★

1．清除宫腔内容物 葡萄胎的诊断一经确定后，应立即给予清除。

2．子宫切除术 年龄超过40岁的病人，可直接切除子宫、保留附件。

3．预防性化疗 对于具有恶变倾向的葡萄胎病人选择性地采取预防性化疗。

（三）护理措施★

清宫术的术前护理

（1）术前建立有效的静脉通路，备血，防止术中大出血，准备好抢救措施。

（2）协助病人术前排空膀胱。

（四）健康教育★★

1．做好避孕宣教 告知病人应坚持避孕2年，避孕方法最好选用工具避孕（阴茎套或阴道隔）。

2．定期随访 第一次刮宫后每周随访一次血、尿hCG，阴性后仍需每周复查1次；3个月内如一直阴性改为每半月检查1次，共3个月，如连续阴性，改为每月检查1次持续半年；第二年起每半年1次，共随访2年。在随访血、尿hCG的同时，应注意有无阴道异常流血、咳嗽、咯血及其他转移灶症状。定时作妇科检查、盆腔B超及胸片或胸部CT检查。

二、侵蚀性葡萄胎

侵蚀性葡萄胎又称恶性葡萄胎。

（一）病因

侵蚀性葡萄胎来自良性葡萄胎

（二）临床表现

1. 病史 侵蚀性葡萄胎大多继发于良性葡萄胎，病人均有葡萄胎病史，多发生在葡萄胎清除术后6个月以内。

2. 阴道出血 是侵蚀性葡萄胎最常见的症状。

3. 转移灶表现 侵蚀性葡萄胎最常见的转移部位是肺。

（三）治疗原则★

化疗为主，手术和放疗为辅。年轻未生育者可保留子宫，需手术治疗者主张先化疗，待病情稳定后再行手术。

（四）健康教育

（1）进食高蛋白、高维生素、易消化的饮食，鼓励病人多进食，以增加机体抵抗力。

（2）注意休息，不过分劳累，阴道转移者应卧床休息，以免引起破溃大出血。

（3）注意外阴清洁，以防感染。

（4）恢复期节制性生活，做好避孕。

（5）出院后严密随访，警惕复发。第1年每月随访1次，1年后每3个月随访1次，持续至3年后改为每年1次至5年，此后每2年1次。随访内容同葡萄胎。

第十三节 白血病病人的护理

一、概 述

（一）病因

目前尚不完全清楚，可能与发病有关的因素如下：

1. 病毒 已经证明C型RNA肿瘤病毒是某些动物患白血病的病因。

2. 放射 电离辐射可致白血病已被肯定。

3. 化学因素 多种化学物质或药物均可诱发白血病。苯及其衍生物已被认为可致白血病。氯霉素、保泰松、烷化剂及细胞毒药物均有可能致白血病。

4. 遗传因素

（二）分类

根据病情缓急及白血病细胞的分化程度，白血病可分为急性和慢性两大类。

二、急性白血病

（一）临床表现★

本病主要表现为发热、出血、贫血及各种器官浸润所引起的症状和体征。

1. 发热 为本病常见的症状之一。发热的主要原因是感染，发生感染最主要原因是成熟粒细胞缺乏。

2. 出血 出血最主要原因是血小板减少。颅内出血最为严重，常表现头痛、呕吐、瞳孔大小不等、瘫痪，甚至昏迷或突然死亡。

3. 贫血 贫血常为首发症状，随病情发展而加重，贫血原因主要是正常红细胞生成减少以及无效性红细胞生成、溶血、出血等。

4. 白血病细胞浸润不同部位的表现

（1）肝脾及淋巴结肿大

（2）骨骼和关节：胸骨下端局部压痛较为常见。四肢关节痛和骨痛以儿童多见。

（3）中枢神经系统白血病：化疗药物不易通过血

–脑脊液屏障，隐藏在中枢神经系统的白血病细胞不能被有效杀伤，导致中枢神经系统白血病。随着急性白血病病人生存期延长，中枢神经系统白血病比早年多见，而且多发生在疾病缓解期，出现脑膜或中枢神经系统症状，表现为头痛、呕吐、颈强直，重者抽搐、昏迷，但不发热，脑脊液压力增高。

（二）辅助检查★

骨髓象　骨髓检查是诊断白血病的重要依据，骨髓一般增生明显活跃或极度活跃，主要细胞为白血病原始细胞和幼稚细胞，正常粒系、红系细胞及巨核细胞系统均显著减少。

（三）治疗原则★★

1．对症支持治疗

（1）防治感染。

（2）控制出血。

（3）纠正贫血。

（4）预防尿酸肾病：由于大量白血病细胞被破坏，可产生尿酸肾结石，引起肾小管阻塞，严重者可致肾衰竭，病人表现少尿、无尿。故要求病人多饮水，给予别嘌醇以抑制尿酸合成。

2．化学治疗　急性白血病的化疗过程分为诱导缓解及巩固强化治疗两个阶段。

（1）诱导缓解：是指从化疗开始到完全缓解。完全缓解的标准是白血病的症状、体征消失，血象和骨髓象基本正常。

（2）巩固强化治疗：巩固治疗方法可用原诱导缓解方案或轮换使用多种药物，急淋白血病共计治疗3～4年。急非淋白血病共计治疗1～2年。

3．中枢神经系统白血病 防治常用药物是甲氨蝶呤，在缓解前或后鞘内注射，可同时加地塞米松。

4．骨髓或外周干细胞移植

（四）护理问题★

1．活动无耐力 与白血病引起的贫血、白血病致代谢率增高、化疗药物的副作用有关。

2．有感染的危险 与正常粒细胞减少，免疫力低下有关。

3．体温过高 与白血病引起的感染有关。

4．疼痛 全身骨骼痛 与白血病细胞浸润骨骼有关。

（五）护理措施★

化疗不良反应的护理

（1）骨髓抑制：抗白血病药物在杀伤白血病细胞的同时也会损害正常细胞，在化疗中必须定期查血象、骨髓象，以便观察疗效及骨髓受抑制情况。

（3）胃肠道反应：某些化疗药物可以引起恶心、呕吐、食欲减退等反应。化疗期间病人饮食要清淡、易消化和富有营养，必要时可用止吐镇静剂。

（4）其他：长春新碱能引起末梢神经炎、手足麻木感，停药后可逐渐消失。柔红霉素、高三尖杉酯碱类药物可引起心肌及心脏传导损害，用药时要缓慢静滴，注意听心率、心律，复查心电图。甲氨蝶呤可引起口腔黏膜溃疡，可用0.5%普鲁卡因含漱，减轻疼痛，便于进食和休息，亚叶酸钙可对抗其毒性作用，可遵医嘱使用。环磷酰胺可引起脱发及出血性膀胱炎所致血尿，嘱病人多饮水，有血尿必须停药。

三、慢性粒细胞白血病

（一）临床表现★★

1．慢性期 脾大常为最突出体征。

2．加速期及急性变期 加速期主要表现为不明原因的发热，骨关节痛，贫血、出血加重，脾脏迅速肿大。急性变期表现与急性白血病相似。

（二）治疗原则

1．化学治疗 化疗药物有白消安、羟基脲、二溴甘露醇、氮芥类药物，其中首选白消安，其次为羟基脲。

2．α干扰素

3．骨髓移植

第十四节 骨肉瘤病人的护理

骨肉瘤是最常见的原发性恶性骨肿瘤。好发于长管状骨干骺端，股骨远端、胫骨和肱骨近端是常见发病部位。

一、临床表现

早期症状为疼痛，可发生在肿瘤出现以前，起初为间断性疼痛，渐转为持续性剧烈疼痛，尤以夜间为甚。

二、辅助检查

X线检查示骨质表现为成骨性、溶骨性或混合性破坏，病变多起于骺端。因肿瘤生长及骨膜反应可见三角状新骨，称Codman三角，或垂直呈放射样排列，称日光射线现象。

三、护理措施

1. 化疗病人的护理 手术前后实施大剂量化疗，有利于骨肉瘤的根治。化疗药物的主要不良反应包括：胃肠道反应、骨髓抑制、肝功能受损、心肌受损、感染、溃疡等。因此，在病人接受大剂量化疗过程中，应加强护理。

1）化疗期间的护理：化疗药物一般经静脉给药，药物的剂量严格根据体重进行计算。药物应现配现用，避免搁置过久，降低疗效。联合使用多种药物时，每种药物之间应用等渗溶液间隔。化疗药物对血管的刺激性较大，要注意保护血管，防止药液外渗。一旦外渗，应立即停止静脉滴注，局部用50%硫酸镁湿敷，防止皮下组织坏死。

2）化疗后的观察和护理：①胃肠道反应：最常见，可在化疗前半小时给予止吐药物，以预防恶心、呕吐。②骨髓抑制：定期检查血常规，一般用药后7～10d，即可有白细胞和血小板的下降。若白细胞降至$3×10^9$/L、血小板降至$80×10^9$/L，应停止用药，给予病人支持治疗。③皮肤及附件受损：化疗病人均有脱发，可在头部放置冰袋降温，减少毛囊部血运，降低头部皮下组织的血药浓度，预防脱发。④心、肝、肾功能：定期检查肝、肾功能以及心电图。鼓励病人多饮水，尿量保持在每日3000ml以上，预防泌尿系感染。

2. 心理护理 促进病人对自我形象的认可，向病人解释脱发是暂时现象，停药后头发可再生，建议病人戴假发或帽子修饰。对于面部的色素沉着，可化淡妆掩饰，一般停药后可消退。对于截肢者，可向其介绍各类助行器或义肢。介绍有类似经历的病人现身说法，消除病人的心理顾虑或障碍。加强心理护理，促使病人逐渐接受和坦然面对自身形象。

3．截肢术后的护理 残肢功能锻炼：一般术后 2 周，伤口愈合后开始功能锻炼。

第十五节 颅内肿瘤病人的护理

颅内肿瘤又称脑瘤，原发性肿瘤以神经胶质瘤最为常见。

一、临床表现

因肿瘤病理类型和所在部位不同，有不同的临床表现，颅内压增高和局灶症状是其共同的表现。

二、辅助检查

影像学检查 CT 和 MRI 是目前最常用的辅助检查，对确定肿瘤部位和大小、脑室受压和脑组织移位、瘤周脑水肿范围有重要意义。

三、治疗原则

手术切除肿瘤是主要的治疗方法，辅以化疗和放疗。

四、护理措施

（一）术前护理

颅内压增高的护理 严格卧床休息，采取床头抬高 15°～30°的斜坡卧位，利于颅内静脉回流，降低颅内压。避免剧烈咳嗽和用力排便，防止颅内压骤然升高导致脑疝的发生。便秘时可使用缓泻剂，禁止灌肠。

（二）术后护理

1．体位 全麻未清醒的病人，取平卧位头转向一侧或侧卧位，手术侧向上以避免切口受压。对于意识不清或躁动病人需要加床档保护。生命体征平稳后抬高床头15°～30°，以利颅内静脉回流，手术后体位要避免压迫减压窗，引起颅内压增高。

2．手术后并发症的观察和护理

（1）颅内出血：多发生在手术后24～48h内。

（2）癫痫：癫痫发作时采取保护性措施，立即松解病人衣领，头部偏向一侧，保持呼吸道通畅，使用牙垫防止舌咬伤，保障病人安全。保持病室安静，减少外界刺激，禁止口腔测量体温，应按时服用抗癫痫药，控制症状发作。

第十六节　乳腺癌病人的护理

一、临床表现★

早期表现是患侧乳房出现无痛、单发的小肿块。常发生在乳房的外上象限,其次在乳晕区和内上象限。若癌块侵犯连接腺体与皮肤的 Cooper 韧带，使之收缩，导致皮肤表面凹陷，称为“酒窝征”，当皮内或皮下淋巴管被癌细胞堵塞时，可出现皮肤淋巴水肿，在毛囊处形成许多点状凹陷，使皮肤呈“桔皮样”改变。

二、辅助检查

病理学检查　可用细针穿刺肿块吸取组织细胞做

细胞学检查。

三、护理措施★★

伤口护理：①保持引流通畅。皮瓣下引流管作持续负压吸引，使皮瓣下的潜在间隙始终保持负压状态，有利于创面渗液的排出，也使皮瓣均匀地附着于胸壁，便于皮瓣建立新的血液循环。负压维持在3～6kPa为宜，并保持引流通畅，负吸器充盈1/2～1/3时应及时清除。②防止皮瓣移动。

四、健康教育★★★

1．患侧上肢功能锻炼　术后24h内患侧肩部制动。术后1～3d，进行上肢肌肉等长收缩，开始肘关节伸屈活动；术后第4d病人应开始作肩关节小范围活动。

2．出院病人的指导　手术后5年内应避免妊娠，因为妊娠可促使乳癌复发。

第十七节　子宫内膜癌病人的护理

一、临床表现★

1．阴道流血　表现为不规则阴道流血，量一般不多。绝经后出现阴道流血为典型症状。

2．阴道排液

3．疼痛　晚期癌肿浸润周围组织，压迫神经引起下腹部和腰骶部疼痛，并向下肢及足部放射。

4．全身症状　晚期出现贫血、消瘦、发热、衰竭等恶病质表现。

5．体征 早期病人妇科检查无明显异常。

二、辅助检查

分段诊断性刮宫（简称分段诊刮） 是诊断子宫内膜癌最可靠的方法。

三、健康教育

随访指导 子宫内膜癌的复发率为 10%～20%，绝大多数的复发时间在 3 年以内。治疗结束后应继续定期随访，监测异常情况，及早发现复发灶，给予及早处理。随访时间：一般在术后 2 年内，每 3～6 个月 1 次；术后 3～5 年，每 6～12 个月 1 次；病人有不适感觉，应及时就诊检查。晚期或癌肿无法切净等特殊病人应按医生要求进行随访。

第十八节 原发性支气管肺癌病人的护理

一、病因与分类

（一）病因★

尚不完全明确，认为与下列因素有关：

1．长期大量吸烟 资料表明，多年每日吸烟达 40 支以上者，肺鳞癌和小细胞癌的发病率比不吸烟者高 4～10 倍。

2．化学和放射性物质的致癌作用

（二）分类

按细胞类型分为下列四种类型。

1．鳞状细胞癌（鳞癌） 约占 50%。50 岁以上的男性占大多数。

2．小细胞癌（未分化小细胞癌） 对放射和化学药物治疗虽较敏感，但在各型肺癌中预后最差。

3．腺癌 发病年龄较小，女性相对多见。

4．大细胞癌 较少见，多为中心型。

（三）转移途径

包括直接扩散；淋巴转移（常见的扩散途径）；血行转移。

二、临床表现★

1．早期 特别是周围型肺癌多无症状。癌肿增大后，常出现刺激性咳嗽，痰中带血点、血丝或断续地少量咯血；大量咯血则很少见。少数肺癌病人由于肿瘤造成较大的支气管不同程度的阻塞，可出现胸闷、哮鸣、气促、发热和胸痛等症状。

2．晚期 肺癌压迫、侵犯邻近器官、组织或发生远处转移时，可发生与受累组织相关的征象

三、辅助检查

痰细胞学检查 起源于较大支气管的中央型肺癌，表面脱落的癌细胞随痰咳出，若痰中找到癌细胞即可明确诊断。

四、治疗原则

综合治疗，以手术治疗为主，结合放射、化学药物、中医中药以及免疫治疗等。

手术治疗 目的是彻底切除肺部原发癌肿病灶和局部及纵隔淋巴结。肺切除术的范围取决于病变的部位和大小。周围型肺癌，一般施行肺叶切除术；中心型肺癌，多施行肺叶或一侧全肺切除术。

五、护理措施

术后护理

1．体位

（1）病人意识未恢复时取平卧位，头偏向一侧，以免呕吐物、分泌物吸入而致窒息或并发吸入性肺炎。

（2）血压稳定后，采用半坐卧位。

（3）肺叶切除者，可采用平卧或左右侧卧位。

2．活动与休息　鼓励病人早期下床活动：目的是预防肺不张，改善呼吸循环功能，增进食欲，振奋精神。

六、健康教育

（1）若有伤口疼痛、剧烈咳嗽及咯血等症状，或有进行性倦怠情形，应返院追踪治疗。

（2）化疗药物有抑制骨髓造血功能和胃肠道反应，治疗过程中应注意血象的变化，定期到医院复查血细胞和肝功能等。

第十四章 血液、造血器官及免疫疾病病人的护理

第一节 血液及造血系统的解剖生理

血液及造血系统由血液及造血器官组成。血液由血细胞及血浆组成。造血器官有骨髓、胸腺、肝、脾和淋巴结。

一、血细胞的生成及造血器官

血细胞主要在骨髓生成。血细胞起源于卵黄囊的中胚层造血干细胞，又称多能干细胞，具有不断自我更新与多向分化增殖的能力。胚胎成形后造血干细胞随血流移居肝和脾，最后种植于红骨髓内。

二、血液组成及血细胞生理功能

（一）血液组成

血液又称外周血，由血浆及血细胞组成。血细胞成分有红细胞、白细胞及血小板3种。

（二）血细胞的生理特征及功能★★★

1．红细胞 正常成熟红细胞有很大的可塑变形性，主要成分为血红蛋白，主要功能是运输氧和二氧

化碳。

2．白细胞　白细胞种类不同，形态与功能各异。主要功能是参与人体对入侵异物的反应过程。

（1）粒细胞：①中性粒细胞：具有杀菌或抑菌作用，是机体抵抗病原微生物特别是急性化脓性细菌入侵的第一道防线。②嗜酸性粒细胞：主要功能是破坏嗜碱性粒细胞释放的生物活性物质，参与对蠕虫的免疫反应，具有抗过敏、抗寄生虫作用。③嗜碱性粒细胞：颗粒内含组胺、过敏性慢反应物质、嗜酸性粒细胞趋化因子等生物活性物质，主要与变态反应有关。

（2）单核细胞：单核细胞分化成巨噬细胞时，能吞噬、消灭细胞内的致病微生物（如真菌、疟原虫、病毒），清除衰老组织，识别、杀伤肿瘤细胞。激活了的单核巨噬细胞在特异性免疫应答的诱导和调节中起关键作用。

（3）淋巴细胞：淋巴细胞在免疫应答反应中起核心作用，故又称免疫细胞。其中T细胞参与细胞免疫，B细胞参与体液免疫。

3．血小板　主要参与生理性止血和血液凝固，保持毛细血管内皮的完整性。

4．小儿血液特点

（1）红细胞和血红蛋白量：由于胎儿期处于相对缺氧状态，红细胞和血红蛋白量较高。生后由于自主呼吸建立，红细胞生成素减少，骨髓造血功能暂时性降低，红细胞破坏增加，生长发育迅速，循环血量增加等因素，生后2～3个月出现“生理性贫血”，约至12岁达成人水平。

（2）白细胞计数及分类：白细胞总数8岁后接

近成人水平；白细胞分类主要是中性粒细胞和淋巴细胞的两次交叉（比例相等），第一次交叉出现在生后4～6d；第二次交叉出现在4～6岁，6岁后逐渐与成人相似。

第二节　缺铁性贫血病人的护理

营养性缺铁性贫血

（一）病因及发病机制★★

1. **铁的储存不足**　如早产、双胎、孕妇患缺铁性贫血等。

2. **铁摄入不足**　是导致婴儿缺铁的主要原因。

3. **生长发育快**　对铁的需要量相对增多。

4. **铁的吸收及利用障碍**　慢性腹泻、反复感染及不合理的食物搭配等。

5. **铁的丢失过多**　长期慢性失血所致。

（二）护理措施★

（1）纠正不良饮食习惯；合理搭配饮食；告知家长含铁丰富且易吸收的食物；婴儿提倡母乳喂养，按时添加含铁丰富的辅食或补充铁强化食品；指导家长对早产儿和低体重儿自2个月左右给予铁剂。

（2）按医嘱应用铁剂时需注意①在两餐之间服用；②可与维生素C、果汁等同服，促进铁吸收；③牛奶、茶、蛋类、抗酸药物等可抑制铁的吸收，应避免与含铁食物同服；④用吸管或服药后漱口，以防牙齿被染黑；⑤口服铁剂可致胃肠道反应，宜从小剂量开始；⑥药物应妥善存放，以免误服过量中毒；⑦深部肌内注射，抽药和给药必须使用不同的针头。

第三节 营养性巨幼细胞贫血病人的护理

由于缺乏维生素B_{12}和（或）叶酸所引起的一种大细胞性贫血。多见于2岁以下婴幼儿。

一、临床表现★

患儿烦躁、易怒。维生素B_{12}缺乏者表情呆滞、目光发直、少哭不笑、反应迟钝、嗜睡，智力及动作发育落后，常有倒退现象。

二、治疗原则★

祛除病因、补充维生素B_{12}和（或）叶酸是治疗的关键。

第四节 再生障碍性贫血病人的护理

再生障碍性贫血（简称再障）是由各种原因引起的造血干细胞的数量减少和（或）功能异常而引起的一类贫血。

一、病 因

1. 药物及化学物质

最常见的是氯霉素，其毒性可引起骨髓造血细胞受抑制及损害骨髓微环境。

2．物理因素

3．生物因素

二、临床表现

主要表现为进行性贫血、出血，反复感染而肝、脾、淋巴结多无肿大。

三、治疗原则

1．雄激素 为治疗慢性再障首选药物。

2．免疫抑制剂 是目前治疗重型再障的首选药物。

3．造血细胞因子 主要用于重型再障，一般在免疫抑制剂治疗的同时或以后应用，有促进血象恢复的作用。

4．骨髓移植 主要用于重型再障。

四、护理措施★

脑出血的护理

若发生颅内出血，处理如下：①迅速通知医生；②病人平卧位，头偏一侧，保持呼吸道通畅；③开放静脉，按医嘱给予脱水剂、止血药或输浓缩血小板液；④观察病人意识状态、瞳孔大小、血压、脉搏及呼吸频率、节律。

五、健康教育

（1）对长期接触损害骨髓造血物质的工作者，加强宣教，提高对工作环境危害的认识，增强自我保健意识，自觉遵守规章制度及劳动防护。定期检查血常规，有异常者及时就医。

（2）病人不可随便用药，滥用药物常是引起再障的重要原因，如氯霉素、磺胺药、保泰松、阿司匹林等，需要时要在医生指导下使用。

（3）病人出院后要坚持治疗，预防出血、感染，定期门诊复查。

第五节　血友病病人的护理

血友病是一组最常见的遗传性凝血因子缺乏的出血性疾病。

一、临床表现

血友病临床主要表现为出血，出血轻重与血友病类型及相关因子缺乏程度有关，且缺乏程度与出血轻重呈正相关。

二、治疗原则

血友病目前尚无根治方法且需终生治疗，最有效的治疗方法仍是替代治疗，最好的治疗方式是预防性治疗。

三、健康教育

（1）教育病人日常的、适度的运动是有益的，如游泳、散步、骑自行车等，可反复地锻炼股四头肌，能有效地预防肌肉无力和关节腔反复出血。但应避免剧烈的接触性运动，如足球、篮球、拳击等，以降低外伤和出血的危险。

（2）指导病人注意口腔卫生，防止因拔牙等而引起出血。告诉病人一定要避免使用阿司匹林或任何含有阿司匹林的药物，因此类药能减弱血小板功能，增加出血的频率和严重程度。

（3）教给病人及家属出血的急救处理方法，有出血时及时就医。病人外出远行时，应携带写明血友病的病历卡，以备意外时可及时处理。

第六节　特发性血小板减少性紫癜病人的护理

特发性血小板减少性紫癜（简称 ITP）是一种自身免疫性出血综合征，也称自身免疫性血小板减少，是血小板免疫性破坏，外周血中血小板减少的出血性疾病。临床主要表现为皮肤、黏膜、内脏出血。

一、病　因

病因未明，可能与感染因素（病毒如麻疹、水痘病毒等，细菌）、免疫因素、肝、脾因素、雌激素水平增高等有关。主要的致死原因是颅内出血。

二、临床表现★★

1. 急性型　半数以上见于儿童，起病前1～2周常有上呼吸道或病毒感染史，起病急骤，可出现畏寒、发热，全身的皮肤、黏膜出血，可有大片瘀斑，甚至血肿。鼻、齿龈、口腔黏膜及眼结膜出血常见，消化道及泌尿道出血也较常见。

2. 慢性型　以青年女性多见。起病缓慢隐匿，一般无前驱症状。出血症状较轻，表现为反复发作的皮肤及黏膜瘀点、瘀斑，可伴轻度脾大，女性病人常以月经过多为主要表现。每次发作常持续数周或数月，可迁延多年。

三、治疗原则★★

1. 肾上腺糖皮质激素 为首选药物。

2. 脾切除

3. 免疫抑制剂 用以上治疗方法无效、疗效差或不能切脾者，可加用免疫抑制剂，或单独使用免疫抑制剂。免疫抑制剂有抑制骨髓造血功能的副作用，使用时应慎重。

护考宝点：系统性红斑狼疮、肾病综合征以及特发性血小板减少性紫癜均为免疫性疾病，这三种疾病的治疗均首选糖皮质激素。

四、护理措施★★★

1. 症状护理 皮肤出血者不可搔抓皮肤，鼻腔出血不止，要用油纱条填塞。便血、呕血、阴道出血需卧床休息，对症处理。

2. 预防脑出血 血小板计数＜20×10^9/L时应警惕脑出血，便秘、剧烈咳嗽会诱发脑出血，故便秘时要用泻药或开塞露，剧咳者可用镇咳药。

五、健康教育★★

（1）慢性病人适当限制活动；血小板＜50×10^9/L，勿做较强体力活动，可适当散步，预防各种外伤。

（2）避免使用损伤血小板的药物，如阿司匹林、双嘧达莫、吲哚美辛、保泰松、右旋糖酐等。

第七节　弥散性血管内凝血病人的护理

一、病　因

感染性疾病　最多见，常见的有败血症、斑疹伤寒、流行性出血热、内毒素血症、重症肝炎、麻疹和脑型疟疾等。

二、临床表现

（1）出血倾向为自发性、多发性出血。

（2）休克或微循环衰竭为一过性或持续性血压下降。

（3）微血管栓塞分布广泛。

（4）微血管病性溶血表现为进行性贫血，贫血程度与出血量不成比例。

人的天才只是火花，要想使它成熊熊火焰，那就只有学习！学习!! 再学习!!!

——高尔基

第十五章 内分泌、营养及代谢疾病病人的护理

第一节 内分泌系统的解剖生理

内分泌系统由人体内分泌腺及具有内分泌功能的脏器、组织及细胞组成。内分泌腺是散布在人体内部的特殊腺体、无导管，有下丘脑、垂体、甲状腺、甲状旁腺、肾上腺、性腺、胰岛等。这些特殊的腺体所分泌的活性物质，称之为激素，直接进入血液或淋巴。

第二节 单纯性甲状腺肿病人的护理

碘缺乏是地方性甲状腺肿的最常见原因。

临床表现★

甲状腺常呈轻、中度弥漫性肿大，表面平滑，质地较软。若进一步增大，可出现颈部增粗和颈前肿块，扪及甲状腺有多个（或单个）结节并引起压迫症状，如压迫气管可引起咳嗽、呼吸困难；压迫食管可引起吞咽困难；压迫喉返神经引起声音嘶哑；胸骨后甲状

腺肿使上腔静脉回流受阻，表现为面部青紫、水肿、颈部与胸部浅静脉扩张。病程较长者，甲状腺内形成的结节可有自主甲状腺激素分泌功能，出现自主性功能性甲亢。

第三节　甲状腺功能亢进症病人的护理

甲状腺功能亢进症简称甲亢。其中 Graves 病最常见。

一、病　因★

自身免疫病　人体内 T、B 淋巴细胞功能缺陷，可合成多种针对自身甲状腺抗原的抗体。其中一种甲状腺刺激免疫球蛋白可直接作用于甲状腺细胞膜上的 TSH 受体，刺激甲状腺细胞增生，分泌亢进，是本病的主要原因。

二、临床表现

（一）T_3、T_4过多综合征

高代谢综合征　由于T_3、T_4分泌过多促进营养物质代谢，病人产热与散热明显增多，以致出现怕热、多汗，皮肤温暖湿润，低热等。多食善饥，体重下降。

（二）甲状腺肿大

肿大程度与甲亢轻重无明显关系。

（三）眼征：单纯性及浸润性突眼

1. 单纯性突眼（良性突眼）

2. 浸润性突眼（恶性突眼）　与自身免疫有关，

眼球后水肿、淋巴细胞浸润，突眼度＞18mm；病人主诉怕光、复视、视力减退，可合并眼肌麻痹；由于眼球高度突出致角膜外露，易受外界刺激，引起充血、水肿、感染，重则失明。

（四）甲状腺危象★★★★

1．诱因 应激、感染、^{131}I治疗反应、手术准备不充分等。

2．临床表现 ①T≥39℃；②心率≥140 次 / 分；③恶心、厌食、呕吐、腹泻、大汗、休克；④神情焦虑、烦躁、嗜睡或谵妄、昏迷；⑤可合并心衰、肺水肿等。

三、辅助检查★★★

1．基础代谢率（BMR） 正常 BMR 为－10%～＋15%。常用 BMR 简易计算公式：BMR%=脉压＋脉率－111。

2．甲状腺摄^{131}I率

3．血清总T_3、总T_4 （T_3、T_4）

4．血清游离T_4（ FT_4）、游离三碘甲腺原氨酸（FT_3） 是具有生理活性的甲状腺激素，不受TBG影响，是诊断临床甲亢的首选指标。

5．促甲状腺激素（TSH）

6．促甲状腺激素释放激素（TRH）兴奋试验

四、治疗原则

（一）抗甲状腺药物★★★★

目前常用药物分为硫脲类（甲硫氧嘧啶、丙硫氧嘧啶）及咪唑类（甲巯咪唑、卡比马唑）。作用机制为抑制甲状腺过氧化物酶，阻断甲状腺激素合成，具有一定的免疫抑制作用。丙硫氧嘧啶可抑制T_4转变为T_3。

（二）手术

适用于甲状腺较大、结节性甲状腺肿、怀疑恶变等。青少年病人不宜进行手术治疗。

五、护理措施

1．饮食护理 给予高热量、高蛋白、高脂肪、高维生素饮食，限制含纤维素高的食物，注意补充水分。

2．妊娠期甲亢护理 对妊娠期甲亢病人，指导其避免对自己及胎儿造成影响的因素，禁用^{131}I治疗，慎用普萘洛尔，产后如需继续服药，则不宜哺乳。

第四节 甲状腺功能减退症病人的护理

甲状腺功能减退症简称甲减，是由多种原因引起的 TH 合成、分泌或生物效应不足所致的一组内分泌疾病。按起病年龄分为 3 型：呆小病、幼年型甲减、成年型甲减。病情严重时各型均可表现为黏液性水肿。本节主要介绍成年型甲减，多见于中年女性，男女之比约为 1:5～10。多数起病隐袭，发展缓慢，有时长达 10 余年后始有典型表现。

健康教育

（1）告知病人发病原因及自我护理的注意事项，如地方性缺碘者可采用碘化盐，药物引起者应调整剂量或停药。

（2）做好个人卫生，冬季要注意保暖，避免出入公共场所，预防感染和创伤，慎用安眠、镇静、止痛、麻醉等药物，以免加重病情。

（3）对需终生替代治疗者，向其解释终生服药的重要性和必要性，不可随意停药或变更剂量，以防导致心血管疾病等严重后果。

（4）指导病人自我监测甲状腺素服用过量的症状，讲解黏液性水肿昏迷发生的原因及表现，使病人学会自我观察。若出现低血压、心动过缓、体温降低（体温<35℃）等，应及时就医。

第五节　Cushing 综合征病人的护理

Cushing 综合征是指由多种原因导致肾上腺分泌过多糖皮质激素（主要是皮质醇）所引起的症状群。主要表现有满月脸、多血质、向心性肥胖、皮肤紫纹、痤疮、糖尿病倾向、高血压和骨质疏松等。

临床表现

1. 脂肪代谢障碍　体内脂肪分解与合成均受到促进，使脂肪转移重新分布，形成典型的"向心性肥胖"。

2. 蛋白质代谢障碍　蛋白质分解加速、合成抑制。

3. 糖代谢障碍　皮质醇有拮抗胰岛素的作用。抑制糖利用，促进糖异生，而致血糖升高，出现糖尿病症状，称类固醇性糖尿病。

第六节　糖尿病病人的护理

糖尿病是由不同原因引起胰岛素分泌绝对或相对不足以及靶细胞对胰岛素敏感性降低，致使体内糖、蛋白质和脂肪代谢异常，以慢性高血糖为突出表现的内分泌代谢疾病。

1. 胰岛素依赖型　即1型糖尿病。1型糖尿病的发病与遗传、自身免疫和环境因素有关，主要见于年轻人，易发生酮症酸中毒，需用胰岛素治疗。

2. 非胰岛素依赖型　即2型糖尿病。主要与遗传有关，有家族性发病倾向，多见于40岁以上成人。

一、1型糖尿病

（一）临床表现

典型症状为多尿、多饮、多食和体重下降，即“三多一少”。

（二）辅助检查

血糖　空腹血糖≥7.0 mmol/L。有典型糖尿病症状并且餐后任意时刻血糖≥11.1 mmol/L。

（三）治疗原则

采用胰岛素替代、饮食控制和运动锻炼相结合的综合治疗方案。

糖尿病酮症酸中毒的治疗　酮症酸中毒是儿童糖尿病急症死亡的主要原因。

（1）液体疗法：纠正脱水、酸中毒和电解质紊乱。

（2）胰岛素的应用：采用小剂量胰岛素持续静脉

输入。

（四）护理措施

1．饮食控制 全日热量分配为早餐 1/5，中餐和晚餐分别为 2/5。

2．胰岛素的使用

3．运动锻炼

二、2 型糖尿病

（一）并发症★★★

1．慢性并发症

（1）感染。

（2）血管病变：心、脑、肾等严重并发症是糖尿病病人的主要死亡原因。大、中、小血管及微血管均可受累，引起高血压、冠心病、脑血管意外、视网膜病变、肾衰竭、下肢坏疽等。

（3）眼部病变：视网膜血管硬化、脆弱、出血、纤维增生，最终导致视网膜脱离，视网膜病变是致盲的主要原因之一。除视网膜病变外，白内障、青光眼均易发生。

2．急性并发症 糖尿病酮症酸中毒最常见。

（二）辅助检查★★

血糖 空腹血糖≥7.0mmol/L（126mg/dl）和（或）餐后 2h 血糖≥11.1mmol/L 可确诊本病。

（三）治疗原则★★★★

1．饮食治疗

三餐热量分配：可根据饮食习惯，选择 1/5、2/5、2/5 或 1/3、1/3、1/3 等均可。

2．药物治疗

（1）磺脲类：直接刺激胰岛 β 细胞释放胰岛素，

适用于轻、中度2型糖尿病，尤其是胰岛素水平较低或分泌延迟者。

（2）双胍类：对胰岛无刺激作用，最适合超重的2型糖尿病。

（3）胰岛素

（四）护理措施

1．病情观察 有无饮食减退，恶心，呕吐，嗜睡，呼吸加快、加深，呼吸呈烂苹果样气味及脱水等酮症酸中毒表现。

2．应用胰岛素的护理

（1）胰岛素的保存，胰岛素不宜冰冻，使用期间宜放在室温20℃以下。

（2）注意胰岛素的有效期和不同剂量。

（3）采用1ml注射器抽药，避免震荡。

（4）两种胰岛素合用时，应先抽吸普通胰岛素，后抽鱼精蛋白锌胰岛素。

（5）胰岛素常用皮下注射法，宜选择皮肤疏松部位，如上臂的前外侧、前内侧、大腿内侧等部位。若病人自己注射，以大腿内侧和腹部最方便。

（6）低血糖反应：低血糖反应多发生在注射后作用最强的时间或因注射后没有及时进食而发生。是胰岛素治疗最常见的药物副作用。

3．口服降糖药的护理

（1）磺脲类药物应在饭前半小时口服，主要不良反应为胃肠道反应、肝脏损害。

（2）双胍类药物进餐时或进餐后服，苯乙双胍胃肠反应较大，可引起酮尿、高乳酸血症，禁用于肝肾功能不良、心、肺功能不全、低氧血症等。

（3）阿卡波糖应与第一口饭同时嚼服，不良反应有腹胀、腹痛、腹泻或便秘。溃疡病、胃肠炎症忌用。

第七节 痛风病人的护理

痛风是嘌呤代谢障碍引起的代谢性疾病。痛风石是痛风的特征性临床表现。**秋水仙碱**是治疗急性痛风性关节炎的特效药物。

饮食宜清淡、易消化，忌辛辣和刺激性食物。避免进食高嘌呤食物，如动物内脏、鱼虾类、河蟹、肉类、菠菜、蘑菇、黄豆、扁豆、豌豆、浓茶饮酒等。

指导病人进食碱性食物，如牛奶、鸡蛋、马铃薯、各类蔬菜、柑橘类水果，使尿液的 pH 在 7.0 或以上，减少尿酸盐结晶的沉积。

第八节 营养不良病人的护理

蛋白质－热能营养不良是因缺乏能量和（或）蛋白质引起的一种营养缺乏症。主要表现为体重减轻、皮下脂肪减少和皮下水肿，常伴有各个器官不同程度的功能紊乱。喂养不当是婴儿营养不良的主要原因。

皮下脂肪消耗的顺序依次是腹部，躯干、臀部、四肢，最后是面部。腹部皮下脂肪层厚度是判断营养不良程度的重要指标之一。

密切观察患儿尤其是重度营养不良患儿的病情变化。观察有无低血糖、维生素A缺乏、酸中毒等临床表现，发现病情变化应及时报告，并做好急症抢救准备。

第九节 小儿维生素D缺乏性佝偻病的护理

维生素D缺乏性佝偻病是由于体内维生素D缺乏，导致钙、磷代谢紊乱，造成以骨骼病变为特征的全身慢性营养性疾病。主要见于2岁以下的婴幼儿，为我国儿科重点防治的四病之一。

一、病　因

1. 日光照射不足

2. 维生素D摄入不足

3. 生长过速

二、临床表现

（一）初期

多见于3个月以内的小儿，主要表现为非特异性神经精神症状，如易激惹、烦躁、睡眠不安、夜间啼哭。常伴与室温、季节无关的多汗，尤其头部多汗而刺激头皮，致婴儿常摇头擦枕，出现枕秃。

（二）激期

初期患儿若未经适当治疗，可发展为激期。

骨骼改变

1）头部：颅骨软化，方颅或鞍形颅；前囟增宽及闭合延迟。

2）胸部：胸部骨骼出现肋骨串珠，膈肌附着处的肋骨受膈肌牵拉而内陷形成郝氏沟。

3）四肢：佝偻病手镯或脚镯，“O”形腿或“X”形腿。

（三）恢复期

经适当治疗后，患儿临床症状和体征减轻或接近消失，精神活泼，肌张力恢复。

（四）后遗症期

多见于2岁以后小儿，临床症状消失，仅遗留不同程度的骨骼畸形。

三、治疗原则

本病治疗目的在于控制病情活动，防止骨骼畸形。治疗应以口服维生素D为主，剂量为每日50～100μg（2000～4000IU）或1,25-$(OH)_2D_3$ 0.5～2.0μg，视临床和X线检查情况，4周后改预防量，每日400IU。注射法：对于有并发症的佝偻病以及无法口服者，一次肌内注射维生素D_3 20万～30万IU，2～3个月后口服预防量。治疗一个月后复查效果。除采用维生素D治疗外，应注意加强营养，及时添加辅食，坚持每日户外活动。膳食中钙摄入不足时，应适当补充钙剂。严重骨骼畸形者需外科手术矫治。

四、护理措施★★★★★

（一）户外活动

（二）补充维生素D

（三）预防骨骼畸形和骨折

衣着柔软、宽松，床铺松软，避免早坐、站、行；避免久坐、久站，以防发生骨骼畸形。严重佝偻病患儿肋骨、长骨易发生骨折，护理操作时应避免重压和强力牵拉。

（四）加强体格锻炼

（五）预防感染

五、健康教育

鼓励多进行户外活动和晒太阳，选择富含维生素D、钙、磷和蛋白质的食物；宣传母乳喂养，尽早开始户外活动；新生儿出生 2 周后每日给予维生素 D 400 ～800IU；对于处于生长发育高峰的婴幼儿更应加强户外活动，给予预防量维生素 D 和钙剂，并及时添加辅食。

第十节　小儿维生素 D 缺乏性手足搐搦症的护理

学员答疑邮箱：zhiyeyishi@yahoo.cn

维生素 D 缺乏性手足搐搦症主要是由于维生素 D 缺乏，血钙降低，导致神经肌肉兴奋性增高，出现惊厥、喉痉挛或手足抽搐等症状。多见于 6 个月以内的婴幼儿。

一、病　因

血清钙离子降低是引起惊厥、喉痉挛、手足抽搐的直接原因。血钙的正常值 2.1～2.6mmol/L，当血钙低于 1.75～1.88mmol/L 或血清钙离子浓度在 1mmol/L

时，即可出现上述症状。

二、临床表现

典型的临床表现为惊厥，手足抽搐、喉痉挛发作。

三、辅助检查

血钙低于1.75～1.88mmol/L（7.0～7.5mg/dl），血磷正常或偏高。

四、治疗原则★★★★★

1．急救处理 立即吸氧，保持呼吸道通畅；控制惊厥与喉痉挛，可用10%水合氯醛每次40～50mg/kg，保留灌肠；或地西泮，每次0.1～0.3mg/kg，肌内或静脉注射。喉痉挛者需立即将舌头拉出口外，进行人工呼吸或加压给氧，必要时行气管插管或气管切开。

2．钙剂治疗 常用10%葡萄糖酸钙5～10ml，以10%葡萄糖液稀释1～3倍后缓慢推注（10min以上）或滴注，惊厥反复发作时可6h重复一次，直至惊厥控制后改为口服钙剂。

3．维生素D治疗

五、健康教育★★★★★

坚持每天有一定时间的户外活动，遵医嘱补充维生素D，适量补充钙，以预防维生素D缺乏性手足搐搦症复发及治疗佝偻病。教会家长惊厥、喉痉挛发作时的处理方法，如使患儿平卧，松开衣领，颈部伸直，头后仰，以保持呼吸道通畅，同时呼叫医护人员。

敢于提出红宝书中问题的人，只做了五分钟的愚人；耻于发问的人，终身为愚人。

——张银合

第十六章　神经系统疾病病人的护理

第一节　神经系统解剖生理

神经系统分为中枢神经系统和周围神经系统。中枢神经系统包括脑和脊髓，分别位于颅腔和椎管内。周围神经系统包括脑神经、脊神经和内脏神经三部分，根据周围神经的分布可以分为躯体神经和内脏神经，躯体神经分布于体表、骨关节和骨骼肌，内脏神经分布于内脏、心血管、平滑肌和腺体。

脑位于颅腔内，分为端脑、间脑、小脑和脑干四部分，脑干自上而下依次为中脑、脑桥和延髓。

第二节　颅内压增高与脑疝病人的护理

当颅腔内容物的体积增加或颅腔容积缩小超过颅腔可代偿的容量，使颅内压持续高于 $200mmH_2O$（2kPa），并出现头痛、呕吐和视神经乳头水肿三大症状时，即称为颅内压增高。

一、病　因

颅内容物体积增加　脑水肿是最常见的原因。

二、临床表现

（一）颅内压增高★

1．颅内压增高“三主征” 头痛、呕吐和视神经乳头水肿是颅内压增高的典型表现。头痛是颅内压增高最常见的症状，常在晨起或夜间时出现，咳嗽、低头、用力时加重，头痛部位常在前额、两侧颞部。

2．生命体征改变 早期代偿性出现血压升高，脉压增大，脉搏慢而有力，呼吸深而慢（“二慢一高”），称为 Cushing 反应。病情严重者出现血压下降、脉搏快而弱、呼吸浅促或潮式呼吸，最终因呼吸、循环衰竭而死亡。

（二）脑疝

（1）小脑幕切迹疝：临床表现是颅内压增高的基础上，出现进行性意识障碍，患侧瞳孔最初有短暂的缩小，以后逐渐散大，直接或间接对光反射消失。

（2）病人常有剧烈头痛，以枕后部疼痛为甚，反复呕吐，颈项强直或强迫体位，生命体征改变出现较早，意识障碍出现较晚。当延髓呼吸中枢受压时，病人早期即可突发呼吸骤停而死亡。

三、护理措施

1．体位 病人床头抬高 15°～30°的斜坡位，有利于颅内静脉回流，减轻脑水肿。

2．应用脱水剂 最常用 20%甘露醇 250ml，在 30min 内快速静脉滴注，每日 2～4 次。若同时使用利尿剂，降低颅压效果更好。停止使用脱水剂时，应逐渐减量或延长给药间隔，以防止颅内压反跳现象。

3．应用肾上腺皮质激素 主要通过改善血脑屏障通透性，预防和治疗脑水肿，并能减少脑脊液生成，使颅内压下降。

脑疝的急救与护理

脑疝发生后应保持呼吸道通畅，并输氧，立即使用20%甘露醇200～400ml加地塞米松10mg静脉快速滴入，呋塞米40mg静推，以暂时降低颅内压。同时紧急做好术前检查和手术前准备，密切观察生命体征、瞳孔的变化。对呼吸功能障碍者，立即气管插管进行辅助呼吸。

脑室外引流的护理

侧脑室外引流主要用于脑室出血、颅内压增高、急性脑积水的急救，暂时缓解颅内压增高；还可以通过脑室外引流装置监测颅内压变化、采取脑脊液标本进行检验，必要时向脑室内注药治疗。

冬眠低温疗法的护理

目的是降低脑耗氧量和脑代谢率，减少脑血流量，增加脑对缺血缺氧的耐受力，减轻脑水肿。

护考宝点：冬眠疗法时，遵循“先用后停”的原则，即先用药物降温，后用物理降温；复温时先停物理降温，后停药物降温。

第三节　头皮损伤病人的护理

头皮损伤包括头皮裂伤、头皮血肿和头皮撕脱伤三种。

头皮撕脱伤是最严重的头皮损伤。头皮撕脱的现场急救：应用无菌敷料覆盖创面后，加压包扎止血，同时使用抗生素和止痛药物。完全撕脱的头皮不作任何处理，用无菌敷料包裹，隔水放置于有冰块的容器内随病人一起迅速送至医院。不完全撕脱者争取在伤后 6～8h 内清创后缝回原处；如头皮已完全撕脱，清创后行头皮血管吻合，再缝合撕脱的头皮，亦可进行植皮。

第四节　脑损伤病人的护理

一、脑震荡

（一）临床表现★

病人在伤后立即出现短暂的意识丧失，一般持续时间不超过 30min，同时伴有面色苍白、出冷汗、血压下降、脉搏变缓、呼吸浅慢，各生理反射迟钝或消失。意识恢复后对受伤时，甚至受伤前一段时间内的情况不能回忆，而对往事记忆清楚，此称为逆行性健忘。清醒后常有头痛、头晕、恶心、呕吐、失眠、情绪不稳定、记忆力减退等症状，一般可持续数日或数周。神经系统检查无明显阳性体征。

（二）治疗原则

脑震荡无需特殊治疗，应卧床休息 1～2 周，给予镇静剂等对症处理，病人多在 2 周内恢复正常。

二、脑挫裂伤

临床表现

1．意识障碍　是脑挫裂伤最突出的症状。

2．头痛、呕吐

4．颅内压增高与脑疝

三、颅内血肿

临床表现

1．硬脑膜外血肿　典型的意识障碍是伤后昏迷有“中间清醒期”，即伤后原发性脑损伤的意识障碍清醒后，在一段时间后颅内血肿形成，因颅内压增高导致病人再度出现昏迷。

2．硬脑膜下血肿

急性硬脑膜下血肿表现为伤后持续昏迷或昏迷进行性加重，少有“中间清醒期”，较早出现颅内压增高和脑疝症状。

四、脑损伤病人的护理

（一）护理措施★★★

1．现场急救

2．一般护理

（1）体位：意识清醒者采取斜坡卧位，有利于颅内静脉回流。

（2）营养支持：昏迷病人须禁食，早期应采用胃肠外营养。

（3）降低体温：高热使机体代谢增高，加重脑组织缺氧，应及时处理。

3．保持呼吸道通畅

4．严密观察病情

（1）意识状态。

（2）生命体征。

（3）瞳孔：伤后立即出现一侧瞳孔散大，是原发性动眼神经损伤所致；伤后瞳孔正常，以后一侧瞳孔先缩小继之进行性散大，并且对光反射减弱或消失，是小脑幕切迹疝的眼征；如双侧瞳孔时大时小，变化不定，对光反射消失，伴眼球运动障碍（如眼球分离、同向凝视），常是脑干损伤的表现；双侧瞳孔散大，对光反射消失、眼球固定伴深昏迷或去大脑强直，多为临终前的表现。

第五节　脑血管疾病病人的护理

一、病　因

（一）出血性脑血管疾病的病因

(1)脑出血为脑实质内出血，以内囊出血最常见。

(2)蛛网膜下腔出血最常见的病因为先天性脑动脉瘤。

（二）缺血性脑血管疾病的病因

1．短暂性脑缺血发作

2．脑血栓形成

3．脑栓塞

二、临床表现

（一）出血性脑血管疾病的临床表现

脑出血多在白天发病，以内囊出血最多见。

（二）缺血性脑血管疾病的临床表现★★★

脑血栓一般无意识障碍，进展缓慢，常在睡眠或安静休息时由于血压过低、血流减慢，血黏度增加等因素促使血栓形成而发病。晨起时发现半身肢体瘫痪。脑栓塞多发生在静止期或活动后，以起病急骤，多无前驱症状为特点。

护考宝点：脑出血病人通常患有高血压，在白天情绪激动、过度活动后发病，主要表现为剧烈头痛、恶心、呕吐；脑血栓病人通常患有动脉硬化、高脂血症，在睡眠或安静休息后发病，主要表现为肢体瘫痪。

肌力评估：肌力是受试者主动运动时肌肉产生的收缩力。肌力的评估采用0～5级6级肌力记录法，具体分级如表16-1。

表16-1　肌力的分级

分级	临床表现
0级	肌肉无任何收缩（完全瘫痪）
1级	肌肉可轻微收缩，但不能产生动作（不能活动关节）
2级	肌肉收缩可引起关节活动，但不能抵抗地心引力，即不能抬起
3级	肌肉能抵抗重力离开床面，但不能抵抗阻力
4级	肢体能作抗阻力动作，但未达到正常
5级	正常肌力

三、辅助检查

CT、MRI　在脑血管疾病诊断方面CT能够作出早期诊断，准确的鉴别诊断。MRI检查能进一步明确诊断。蛛网膜下腔出血需做脑血管造影。

四、治疗原则

1．出血性脑血管疾病 以降低颅内压和控制血压为主要措施。降颅内压的首选药为20%甘露醇快速滴入。由于头痛剧烈可根据医嘱给予脱水剂、镇静止痛剂，但禁用吗啡与哌替啶。

2．缺血性脑血管病 以抗凝治疗为主。脑血栓发病6h内可做溶栓治疗。

五、护理措施★★★★

脑出血病人 应绝对卧床休息，发病24～48h内避免搬动病人，病人侧卧位，头部稍抬高。蛛网膜下腔出血病人应绝对卧床4周，限制探视，一切护理操作均应轻柔，并头置冰袋，可防止继续脑出血。脑血栓病人采取平卧位，以便使较多血液供给脑部，头部禁止使用冰袋及冷敷，以免脑血管收缩、血流减慢而使脑血流量减少。

第六节 三叉神经痛病人的护理

一、临床表现

三叉神经痛病人主要表现为在三叉神经分布区内反复发作的阵发性剧烈疼痛。主要发生于中老年人，女性多于男性，疼痛大多为单侧。

二、治疗原则

首选药物止痛，无效时考虑神经阻滞或手术治疗。卡马西平是首选药，可抑制三叉神经的病理性神经反射。

第七节　急性脱髓鞘性多发性神经炎病人的护理

临床特征为急性、对称性、弛缓性肢体瘫痪及脑脊液蛋白细胞分离现象。

临床表现

在发病前数日或数周病人常有上呼吸道或消化道感染症状，有的可有带状疱疹、流行性感冒、水痘、腮腺炎、病毒性肝炎病史，或有近期免疫接种史。

1. 瘫痪　首发症状为四肢对称性无力。

2. 感觉障碍　感觉障碍一般较轻或可缺如，起病时肢体远端感觉异常，如麻木、蚁走感、针刺感和烧灼感，伴有肌肉酸痛，或轻微的手套、袜套样感觉减退。

3. 脑神经损害

4. 自主神经损害

第八节　帕金森病病人的护理

帕金森病又称震颤麻痹，是一种较为常见的黑质和黑质纹状体通路变性的慢性疾病。临床以静止性震颤、肌强直、运动减少和体位不稳为主要特征。

一、临床表现★

帕金森病好发于50～60岁的男性。起病多缓慢，且呈进行性发展，动作不灵活和震颤为疾病早期的首发症状，随疾病进展出现特征表现。

二、治疗原则

以及早使用替代性药物和抗胆碱药物治疗为主，辅以行为治疗，必要时手术治疗。

1．抗胆碱药 适用于早期轻症病人。

2．多巴胺替代药物 常用左旋多巴（多巴胺的前体），此药进入脑内经多巴脱羧酶作用转化成多巴胺而发挥治疗作用，剂量由125mg每日2次开始。

3．多巴胺受体激动剂

4．手术疗法 适用于症状限于一侧或一侧较重的病例，年龄在60岁以下，且药物治疗无效或副作用严重而不能耐受药物治疗者。

第九节 癫痫病人的护理

一、病 因★★★★

1．原发性癫痫 又称特发性癫痫，是指病因未明，未能确定脑内有器质性病变者，主要由遗传因素所致，药物治疗效果较好。

2．继发性癫痫 又称症状性癫痫，占癫痫的大多数，由脑内器质性病变和代谢疾病所致，包括脑部先天性疾病（如脑穿通畸形、小头畸形、脑积水等）、颅脑外伤（如颅脑产伤、成人闭合性颅脑外伤）、颅内感染（如各种脑炎、脑膜炎等）、脑血管病（如脑血管畸形、脑动脉硬化）、颅内肿瘤、脑部变性病、脑缺氧（如窒息、一氧化碳中毒、休克等）、儿童期的高热惊厥、药物或食物中毒、尿毒症、肝性脑病等，药物治疗效果较差。

二、临床表现

癫痫的临床表现极多，但均有短暂性、刻板性、间歇性和反复发作性的特征。

1．部分性发作为最常见的类型 发作起始症状和脑电图特点均提示异常放电源于一侧脑部。①单纯部分性发作：多为症状性癫痫。发作的起始症状常提示病灶在对侧脑部，发作时程较短，一般不超过 1min，无意识障碍。常以发作性一侧肢体、局部肌肉感觉障碍或节律性抽动为特征，或表现为特殊感觉性发作。如抽搐按大脑皮质运动区的分布顺序扩延，发作自一侧拇指、脚趾、口角开始，渐传至半身，称为 Jackson 发作。②复杂部分性发作：又称精神运动性发作。主要特征是意识障碍，常出现精神症状及自动症。病灶多在颞叶，故又称颞叶癫痫。③部分性发作继发全面性强直－阵挛发作：清醒后若能记忆起部分发作时的情景，即称先兆。

2．全面性发作 特征是发作时伴有意识障碍或以意识障碍为首发症状，异常放电源于双侧大脑半球。①失神发作：通常称小发作，多见于儿童，病人突然意识短暂中断，停止当时的活动，呼之不应，两眼瞪视不动，一般不会跌倒，手中持物可坠落，持续 3～15s 后立即清醒，继续原先的活动，但对发作无记忆。②肌阵挛发作：多为遗传性疾病，表现为突然、快速、短暂的肌肉或肌群收缩，一般无意识障碍。③阵挛性发作：仅见于婴幼儿，表现为全身重复性阵挛性抽搐，恢复较强直–阵挛发作快。④强直性发作：常在睡眠中发作，表现为全身强直性肌痉挛，常伴有瞳孔扩大、面色潮红等自主神经紊乱的表现。⑤全面性强直–阵挛发作：又称大发作，是最常见的发作类型之一，以意识丧失和全身抽搐为特征。发作前可有前驱症状如头晕、气血上涌、上腹部异常感、幻觉等，发作分 3 期。强直期：病人突然意识丧失，跌倒在地，全身骨骼肌呈持续性收缩，表现为眼球上翻、喉部痉挛发出尖叫、口先强张而后突闭、颈部和躯干先屈曲后反张、上肢屈曲、双拇指对掌握拳、下肢伸直、呼吸暂停、瞳孔散大及对光反射消失，此期持续 10～20s，可有跌倒、外伤、尿失禁。阵挛期：全身肌肉节律性一张一弛地抽动、阵挛频率由快变慢，松弛期逐渐延长，最后一次强烈阵挛后抽搐突然终止，但意识、呼吸、瞳孔均无恢复，此期持续约 1min。以上两期均可见心率增快、血压升高、唾液和支气管分泌物增多。惊厥后期：抽搐停止，可自口鼻喷出泡沫或血沫，病人进入昏睡状态，生命体征逐渐恢复正常，然后逐渐清醒，清醒后常感头昏、头痛、全身酸痛和疲乏无力，对发作过程全无记忆，个别病人在完全清醒前可有自动动作或情感变化。自发作开始至意识恢复约历时 5～10min。⑥无张力发作：表现为部分或全身肌肉的张力突然降低，造成张口、垂头、肢体下垂和跌倒，持续时间短，一般为 1～3s，发作后立即清醒并站起。

3. 癫痫持续状态 是指一次癫痫发作持续 30min 以上，或连续多次发作、发作间期意识或神经功能未恢复至正常水平。任何类型癫痫均可出现癫痫持续状态，但通常是指全面性强直-阵挛发作所致的持续状态。

三、辅助检查

脑电图检查　发作时有特异性的脑电图改变，对本病诊断有重要价值，且有助于分型、估计预后及手术前定位。

四、护理措施★★★★★

1. 发作的护理　①发现发作先兆时，迅速将病人就地平放，避免摔伤；解松领扣和裤带，摘下眼镜、义齿，将手边的柔软物垫在病人头下，移去病人身边的危险物品，以免碰撞。②将病人的头部放低，偏向一侧，使唾液和呼吸道分泌物由口角流出，床边备吸引器，并及时吸除痰液，不可强行喂食，以保持呼吸道通畅。③用牙垫或厚纱布垫在上下磨牙间，以防咬伤舌头及颊部，但不可强行硬塞；抽搐发作时，切不可用力按压肢体，以免造成骨折、肌肉撕裂及关节脱位；发作后病人可有短期的意识模糊，禁用口表测量体温。④严密观察生命体征及神志、瞳孔变化，注意发作的类型，发作过程有无心率加快、血压升高、呼吸减慢或暂停、瞳孔散大等；记录发作持续时间与频率；发作停止后意识恢复的时间，在意识恢复过程中有无自动症；病人有无头痛、疲乏及肌肉酸痛等表现。

2. 用药护理　用药注意事项：药物治疗的原则为从单一小剂量开始、尽量避免联合用药；坚持长期服药，疗程一般在4～5年；停药遵循缓慢和逐渐减量的原则，一般需6个月以上的时间。切忌癫痫发作控制后自行停药，或间断不规则服药，不利于癫痫的控制，严重时可导致癫痫持续状态。

3．癫痫持续状态的护理 ①迅速建立静脉通路，立即按医嘱缓慢静脉注射地西泮。②严密观察生命体征、意识、瞳孔等变化，监测血清电解质和酸碱平衡情况，以及时发现并处理高热、周围循环衰竭、脑水肿等严重并发症。③保持病室环境安静、光线较暗，避免外界各种刺激。床旁加床档，关节、骨突处用棉垫保护，以免病人受伤。④连续抽搐者应控制入液量，按医嘱快速静滴脱水剂，并给氧气吸入，以防缺氧所致脑水肿。⑤保持呼吸道通畅和口腔清洁，24h 以上不能经口进食的病人，应给予鼻饲流质，少量多次。

五、健康教育

（1)向病人及其家属介绍有关本病的基本知识及发作时家庭紧急护理方法如出现先兆时立即就地平躺、头下垫软物、不强行按压肢体，以防受伤；头偏一侧、松解领扣和裤带，以保持呼吸道通畅。

护考宝点：癫痫抽搐发作首要的处理措施是松解衣领及裤带，放低头部。

（2）禁止从事带有危险的活动，如攀高、游泳、驾驶，带电作业等。

第十节　化脓性脑膜炎病人的护理

一、病　因

最常见的致病菌是流感嗜血杆菌、肺炎球菌和脑膜炎双球菌。

感染途径：①血行感染，继发于菌血症或身体其他部位化脓性感染灶；②邻近病灶直接侵入，如中耳炎、鼻窦炎、开放性脑外伤等；③颅内病灶直接蔓延，如脑脓肿破入蛛网膜下腔或脑室；④医源性感染，见于脑室引流或腰穿，脑外科手术。

二、临床表现

（1）多呈暴发性或急性起病。

（2）感染症状，发热、畏寒及上呼吸道感染症状。

（3）颅压增高剧烈头痛、呕吐等。

（4）脑膜刺激症状，颈项强直，克氏征、布氏征阳性等。

（5）脑实质损害症状，意识障碍、精神症状，抽搐及偏瘫。

（6）脑膜炎双球菌菌血症时可出现皮疹，始为红色斑丘疹，后转为皮肤瘀斑。

三、治疗原则

1．抗菌治疗　肺炎球菌选用青霉素或头孢曲松等；流感嗜血杆菌应选氨苄西林或头孢三代；脑膜炎双球菌应选青霉素、氨苄西林或头孢三代；肠道革兰阴性杆菌，如大肠埃希菌、肺炎杆菌、铜绿假单胞菌选氨苄西林或头孢三代。

注意：应用抗生素 2～3d 后，复查脑脊液。

2．皮质激素应用　地塞米松每日 10～20mg 静脉滴注，连续 3～5d。

3．对症治疗　脱水降压，高热予物理降温，保持呼吸道通畅，惊厥者给予镇静。

附：小儿化脓性脑膜炎

临床表现以发热、呕吐、头痛、烦躁、嗜睡、惊厥、脑膜刺激征及脑脊液改变为主要特征。

（一）病因★★

新生儿及出生小于 2 个月的患儿以革兰阴性杆菌为主，如大肠杆菌、副大肠杆菌等，阳性球菌可见金黄色葡萄球菌感染。出生 2 个月至儿童期时，以流感嗜血杆菌、奈瑟脑膜炎双球菌和肺炎双球菌为主。其传播途径主要是通过上呼吸道感染或皮肤等处的化脓性感染，致病菌由感染灶入血，经血液循环波及脑膜，引起脑膜和脑组织的炎性改变。

（二）临床表现★★

（1）常见分型：①暴发型：患儿起病急，发热、头痛、呕吐、烦躁、抽搐等，脑膜刺激征阳性。皮肤迅速出现出血点或瘀斑，意识障碍、血压下降和弥散性血管内凝血，进行性休克等症状，治疗若不及时，24h 内死亡。常见病原菌为脑膜炎奈瑟菌。②亚急型：发病前数日可有上呼吸道或胃肠道感染的症状，年长儿可诉头痛、肌肉酸痛，婴幼儿则表现发热、呕吐、烦躁、易激惹、精神亢进、目光凝视、惊厥、昏迷。常见病原菌为流感嗜血杆菌或肺炎双球菌。

（2）新生儿化脓性脑膜炎，缺乏典型的症状和体征。

（3）并发症：硬脑膜下积液、脑积水、脑室管膜炎。

（三）辅助检查★★

脑脊液　脑脊液检查为本病确诊的重要依据。

（1）压力升高，外观混浊或呈脓性，白细胞数明显增多达 1000×10^6/L以上，以中性粒细胞为主；蛋白升高，糖和氯化物下降。

（2）涂片革兰染色找菌（阳性率 70%～90%）。

（3）脑脊液细菌培养加药物敏感试验。

（4）脑脊液检测细菌抗原。

第十一节　病毒性脑膜脑炎病人的护理

病毒性脑膜炎是由多种不同病毒引起的中枢神经系统感染性疾病，主要侵袭脑膜而出现脑膜刺激征，脑脊液中淋巴细胞增多。病程呈良性，多在 2 周以内，一般不超过 3 周，有自限性，预后较好，多无并发症。病毒侵犯脑膜同时若亦侵犯脑实质则形成脑膜脑炎。

一、临床表现

1．病毒性脑膜炎　由柯萨奇病毒或埃可病毒所致的病毒性脑膜炎，临床表现相似。

2．病毒性脑炎　起病急，但其临床表现因主要病理改变在脑实质的部位、范围和严重程度而有不同。

二、治疗原则

药物治疗多选择阿昔洛韦（无环鸟苷）。

病毒性脑膜炎由柯萨奇或埃可病毒所致者，一般采用激素地塞米松（氟美松）静脉滴注以控制炎性反应。

第十二节　小儿惊厥的护理

（一）病因

1．感染性疾病　①颅内感染：各种病原体引起的脑膜炎、脑炎及脑脓肿等；②颅外感染：各种感染造成的高热惊厥和中毒性脑病等，其中高热惊厥最常见。

2．非感染性疾病 ①颅内疾病：如原发性癫痫、占位性病变、颅脑损伤、畸形等；②颅外疾病：如中毒、水电解质紊乱、低血糖、阿–斯综合征及脑栓塞、高血压脑病及尿毒症等。

（二）临床表现

典型表现为突然发生意识丧失，眼球上翻，凝视或斜视，局部或全身肌群出现强直性或阵挛性抽动，持续数秒至数分钟。新生儿及小婴儿惊厥表现不典型。若发作持续超过30min或2次发作间歇期意识不能恢复，称惊厥持续状态。

（三）治疗原则

祛除病因是控制惊厥的根本。有条件者可应用止惊药物（首选地西泮，其次是苯妥英钠、苯巴比妥及水合氯醛等）。

护考宝点：小儿惊厥首选地西泮控制惊厥，新生儿缺血缺氧性脑病首选苯巴比妥控制惊厥。

（四）护理措施★

防止窒息：①发作时应就地抢救，不要搬运，立即松解患儿衣服领口，让患儿去枕平卧位，头偏向一侧，以防衣服对颈、胸部的束缚影响呼吸及呕吐物误吸发生窒息；②将舌轻轻向外牵拉，防止舌后坠阻塞呼吸道，及时清除呼吸道分泌物及口腔呕吐物，保持呼吸道通畅；③按医嘱应用止惊药物，观察患儿用药后的反应并记录。

工欲善其事，必先利其器。要想考护考，就看红宝书。——张银合

第十七章　生命发展保健

第一节　计划生育避孕方法及护理

一、工具避孕

1．宫内节育器放置术

（1）适应证：凡育龄妇女无禁忌证，可用于紧急避孕，且愿继续以宫内节育器（IUD）作为避孕而无禁忌证者。

（2）禁忌证：①急、慢性生殖道炎症；②生殖器官肿瘤；③月经紊乱：月经过多过频或不规则出血；④子宫畸形；⑤宫颈口过松、重度陈旧性宫颈裂伤或子宫脱垂Ⅱ度以上者；⑥严重全身性疾病；⑦妊娠或妊娠可疑者；⑧有铜过敏史者，禁止放置含铜IUD。

（3）放置时间：①月经干净后3～7d无性交；②产后42d子宫恢复正常大小，恶露已净，会阴伤口已愈合；剖宫产术后半年放置；③人工流产术后立即放置；④哺乳期放置应先排除早孕。

（4）健康教育：术后休息3d，1周内避免重体力劳动；禁性生活及盆浴2周，保持外阴清洁；3个月内月经或大便时注意有无节育器脱落。

2．宫内节育器取出术

（1）取器时间：①月经干净后3～7d，不同房；②出血多者随时取出；③带器妊娠者于人工流产时取出，绝经半年内。

（2）护理要点：术后休息 1d，禁止性生活和盆浴 2 周。

二、药物避孕

制剂主要有 3 大类：①睾酮衍生物；②孕酮衍生物；③雌激素衍生物。

1．原理 ①抑制排卵；②改变宫颈黏液性状；③改变子宫内膜形态与功能；④杀精子或改变精子功能。

2．适应证 育龄健康妇女。

3．禁忌证 ①严重心血管疾病者；②急、慢性肝炎和肾炎；③血液病、血栓性疾病；④内分泌疾病如糖尿病需用胰岛素控制者、甲状腺功能亢进者；⑤恶性肿瘤、癌前期病变、子宫或乳房肿块病人；⑥哺乳期妇女；⑦月经稀少或年龄＞45 岁者；⑧用药后有偏头疼或持续头疼者；⑨产后未满 6 个月或月经未来潮者；⑩年龄＞35 岁的吸烟妇女。

三、其他避孕方法★

1．紧急避孕 是未避孕或避孕失败后采取防止妊娠的方法。方法有宫内节育器和避孕药物。

2．安全期避孕法 又称自然避孕法。排卵前后 4～5d 内为易孕期，其他时间不易受孕，被视为安全期。

终止妊娠方法及护理

一、早期妊娠终止方法及护理

（一）人工流产术

1．适应证 妊娠 14 周内自愿要求终止妊娠而无禁忌证者；各种疾病不宜妊娠者。

2．术前准备

（1）人工流产负压吸引术：适用孕 6～10 周以内。

（2）人工流产钳刮术：适用于妊娠 11～14 周者。

（二）药物流产

适用于妊娠 7 周内者。目前米非司酮与前列腺素配伍为最佳方案。

二、中期妊娠终止方法及护理

妊娠 13 周至不足 28 周之间用人工方法终止妊娠为中期妊娠终止。在妊娠 13～14 周期间常用钳刮术，中期妊娠引产术常用于 15～24 周妊娠者，需住院引产。

护理要点

（1）术后 6 周内禁止性交及盆浴，提供避孕措施的指导。

（2）给药 5d 后仍未临产者即为引产失败。

护考宝点：流产的方法总结如下：

妊娠 7 周以内：药物流产（米非司酮＋米索前列醇）；妊娠 6～10 周：负压吸引；

妊娠 11～14 周：钳刮术；

妊娠 15～24 周：依沙吖啶引产、水囊引产。

女性绝育方法及护理

绝育是指通过手术或药物，达到永久不生育的目的。女性绝育的主要方法为输卵管绝育术。经腹输卵管结扎术或经腹腔镜输卵管结扎术。

一、经腹输卵管结扎术

手术时间选择

（1）非孕妇女应选择在月经结束后 3～7d。

（2）人工流产或取环术后。

（3）自然流产月经复潮后，分娩后 24h 内，剖宫产、剖宫取胎术同时。

(4)哺乳期或闭经妇女应排除早孕后,再行手术。

二、经腹腔镜输卵管绝育术

第二节　孕期保健

（一）产前检查

产前检查的时间　产检时间：理想的产检开始应在怀孕第 4 个月以前,理想的产检总数应在 9 次以上,少于 5 次则为产检不足。

（二）产科复诊

检查时间　孕早期（怀孕前 3 个月）检查一次，确定妊娠，根据早孕反应的情况，给予适当的指导，如有妊娠剧吐者给予适当的治疗，补充叶酸，剂量为 0.4mg/d。情况正常者每个孕月检查一次，怀孕 28 周后每 2 周检查一次，怀孕 36 周后每周检查一次。

（三）母体和胎儿状况的评估

胎心基线 120～160 次 / 分,胎心率变异＞5 次 / 分,在 20min 内至少有 2 次或 2 次以上，并伴有胎动的胎心加速，幅度增加≥15 次 / 分，持续≥15s 以上。

第三节　生长发育

一、分　期

（一）胎儿期

从受精卵形成到胎儿出生称为胎儿期，约 40 周。

（二）新生儿期

自胎儿娩出、脐带结扎到生后满 28d 称为新生儿期。此期易发生窒息、感染等疾病，死亡率较高。胎龄满 28 周至出生后 7d，称围生期（又称围产期）。

（三）婴儿期

自出生到满 1 周岁之前称为婴儿期。此期为小儿出生后生长发育最迅速的时期。

（四）幼儿期

自 1 周岁后到满 3 周岁前称为幼儿期。此期应加强防护，防止意外事件的发生。自我概念是幼儿在 2 岁左右，在和别人的交往过程中根据别人对自己的表情、评价和态度来了解和评价自己而逐渐形成的。在整个幼儿期，幼儿还不能进行独立的自我评价，他们自我概念的形成具有依赖他人评价的显著特点，成人作为幼儿发展的“重要他人”，对幼儿自我概念的形成和发展具有非常重要的影响。

（五）学龄前期

自 3 岁后到 6～7 岁入小学前称为学龄前期。

（六）学龄期

自入小学前（6～7 岁）到青春期前为学龄期。

（七）青春期

从第二性征出现到生殖功能基本发育成熟、身高停止增长的时期称青春期。女孩从 11～12 岁到 17～18 岁，男孩从 13～14 岁到 18～20 岁为青春期。此期小儿的生长发育再次加速。

二、生长发育的规律及影响因素

（一）生长发育的连续性和阶段性

（二）各系统器官发育的不平衡性

（三）生长发育的顺序性

小儿一般生长发育遵循由上到下、由近至远、由粗到细、由低级到高级、由简单到复杂的顺序。如出生后运动发育的规律是：先抬头、后抬胸、再会坐、立、行（自上到下）；从臂到手，从腿到脚的活动（由近及远）；手拿物品先会用拳掌握持，以后发展到能用手指端摘取（从粗到细）；先会画直线，进而能画圆、画人（由简单到复杂）；先学会观看和感觉事物，认识事物，再发展到记忆、思维、分析、判断（由低级到高级）。

（四）生长发育的个体差异性

三、体格生长常用指标及测量方法

（一）体重

体重是小儿体格生长的代表，是营养情况的重要指标。

新生儿出生体重平均为 3kg。3 个月时体重是出生时的 2 倍（6kg），1 周岁时增至出生时的 3 倍（9kg）；2 岁时增至出生时体重的 4 倍（12kg）。推算公式如下：1～6 个月：体重（kg）=出生体重（kg）＋月龄×0.7（kg）；7～12 个月：体重（kg）=6（kg）＋月龄×0.25（kg）；2～12 岁：体重（kg）=年龄×2＋8（kg）。

护考宝点：出生体重 3 公斤，以后每月长 2 斤，1 岁体重为3倍，2岁体重24斤。

（二）身长（高）

新生儿出生时身长平均为 50cm；1 周岁时达到75cm；2周岁时达到85cm。2～12岁可按下列公式推算：身长（cm）=年龄（岁）×7＋70（cm）。

（三）上臂围

可通过测量上臂围以普查小于5岁小儿的营养状况。评估标准为：上臂围＞13.5cm为营养良好；12.5～13.5cm为营养中等；＜12.5cm为营养不良。

（四）囟门

婴儿出生时前囟约为1.5～2.0cm，1～1.5岁时应闭合。

第四节 小儿保健

（一）新生儿期保健

新生儿保健重点应在生后1周内。

（二）婴儿期保健

1. 合理喂养 4个月以上婴儿要讲解辅食添加的原则（表 17-1），如每次添加一种，由少到多，由稀到稠，由细到粗，由流食到半流食到软食。添加顺序见表17-1。根据具体情况指导断奶。断奶应采用渐进的方式，月龄10～12个月，以春、秋季节较为适宜。

表 17-1 添加辅食顺序

月龄（月）	食物状态	添加辅食	供给营养素
4～6	泥状食物	米汤，米糊、粥、蛋黄、豆腐，动物血、	补充能量、动、植物蛋白、铁、维生素、

续表

		菜泥、水果泥	纤维素、矿物质
7～9	末状食物	粥、烂面、饼干，蛋，鱼、肝泥、肉末	补充能量、动、植物蛋白、铁、锌、维生素
10～12	碎食物	稠粥、软饭、面条、馒头、豆制品、碎肉、油	补充能量、维生素、蛋白质、矿物质、纤维素

护考宝点：小儿辅食的添加遵循由稀到稠的原则，可简单地记为“1 汁 4 泥 7 末 10 稠粥”。

2．早期教育

（1）大小便训练：婴儿 3 个月后可以把尿，会坐后可以练习大小便坐盆，每次约 3～5min。小便训练可从 6 个月开始。

（2）动作的发展：“三抬四翻六会坐，七滚八爬周会走”。

（3）语言的培养：5、6 个月开始培养婴儿对简单语言做出动作反应，如用眼睛找询问的物品，用动作回答简单的要求，以发展理解语言的能力。8～9 个月开始注意培养有意识地模仿发音，如“爸爸”、“妈妈”等。

第五节　青春期保健

健康教育

1．培养青少年良好的卫生习惯　重点加强少女的经期卫生指导，如保持生活规律，避免受凉、剧烈运动及重体力劳动，注意会阴部卫生，避免坐浴等。

2．保证充足睡眠

3．养成健康的生活方式

4．进行正确性教育

附：预防接种

（一）计划免疫

其获得的方式为主动免疫、被动免疫两种。

（二）免疫程序

1．儿童计划免疫程序（表17-2）

表17-2　儿童计划免疫程序

预防病名	结核病	乙型肝炎	脊髓灰质炎	百日咳、白喉、破伤风	麻疹
免疫原	卡介苗	乙肝疫苗	脊髓灰质炎减毒	类毒素和破伤风	麻疹减毒活疫苗
接种方法	皮内注射	肌内注射	活疫苗糖丸口服	皮下注射	皮下注射

表 17-2　儿童计划免疫程序（续表）

初种次数	1	3	3（间隔1个月）	3（间隔4~6周）	
初种年龄	生后2～3d至2个月内	生后24h内 1个月 6个月	2个月 3个月 4个月	第一次3个月 第二次4个月 第三次5个月	8个月以上易感儿

护考宝点：儿童的免疫接种可利用顺口溜进行记忆："出生乙肝卡介苗，二月脊灰炎正好，三四五月百白破，八月麻疹岁乙脑"。

2．预防接种的反应及处理　一般反应又分为局部反应和全身反应。

局部反应：接种后数小时至24h左右，注射部位会出现红、肿、热、痛，有时还伴有局部淋巴结肿大或淋巴管炎。红晕直径在2.5 cm以下为弱反应，2.6～5cm为中等反应，5cm以上为强反应。局部反应一般持续 2～3d。如接种活菌（疫）苗，则局部反应出现较晚、持续时间较长。

3．预防接种的注意事项

(1)我国目前使用的脊髓灰质炎糖丸疫苗是减毒活疫苗，对热非常敏感，因此，服用糖丸时严禁用热开水送服。服用时应先用汤勺或筷子将糖丸研碎，或用汤勺将糖丸溶于冷开水（不得用热开水）中服用。较大月龄儿童服用糖丸疫苗时，可以像普通糖丸一样放入口中咬碎，溶化后咽下，服后喝点冷开水或糖水，以保证疫苗全部进入胃肠。切忌用热开水或混入其他饮料中服用，以免将疫苗病毒杀死，影响免疫效果。

（2）2 个月以上婴儿接种卡介苗前应做 PPD 实验，阴性者才能接种。

（3）接种麻疹疫苗前 1 个月及接种后 2 周内避免用胎盘球蛋白、丙种球蛋白制剂。

（4）百白破 2 次接种可间隔 4～12 周。

第六节　老年保健

运动的强度应根据老年人运动后心率而定，其计算方法为：一般老年人运动后最宜心率（次／分）=170－年龄；身体健壮的老年人可采用运动后最高心率（次／分）=180－年龄。

老年人洗浴时，时间不宜过长（一般不超过 20min），温度不宜过高（一般水温以 35～40℃为宜），提倡坐式淋浴。

老年人居室内的走廊、卫生间、楼梯、拐角等暗处应保持一定亮度，以免老年人因视力障碍而跌倒；居室内夜间也应保持一定亮度，以便于老年人起床如厕。

老年人在服用降压药时，应注意降压要适度，一般以收缩压下降 10～30mmHg、舒张压下降 10～20mmHg 为宜，防止因降压过低、过快而引起心、脑、肾的缺血。

想得好是聪明，计划得好更聪明，
做得好是最聪明又是最好。——拿破仑

第十八章　中医基础知识

一、中医学的基本概念

中医学的两个基本特点：一是对人的整体观念，二是对疾病的辨证论治。

（一）整体观念

（二）辨证论治

1．辨证　就是将四诊（望、闻、问、切）所收集的资料、症状和体征，通过分析、综合，辨清疾病的原因、性质、部位和邪正之间的关系，概括、判断为某种证。

2．论治　论治又称施治，是根据辨证的结果，确定相应的治疗方法。

二、中医基础理论

中医基础理论的主要内容分为：阴阳五行、藏象、气血津液、经络、病因与发病、病机、防治原则等七个部分。

（一）阴阳五行学说★

（1）阴阳学说内容包括阴阳相互对立、阴阳相互依存、阴阳相互消长、阴阳相互转变。

（2）五行的概念五行指金、木、水、火、土五种物质及其运动变化。

（二）藏象

1．何为五脏　心、肝、脾、肺、肾称为五脏。

2．何为六腑 胆、胃、大肠、小肠、膀胱、三焦称为六腑。

3．五脏的主要生理功能

（1）心的生理功能：一主血脉，二主神志。开窍于舌，其华在面。心与小肠相表里。

（2）肝的主要生理功能：主疏泄；主藏血；主筋；开窍于目，其华在爪。肝与胆相表里。

（3）脾的主要生理功能：主运化；主统血；主肌肉和四肢；开窍于口，其华在唇。脾与胃相表里。

（4）肺的主要生理功能：主气；司呼吸；主宣发肃降；通调水道；主皮毛，开窍于鼻。肺与大肠相表里。

（5）肾的主要生理功能：主藏精；主人体的发育与生殖；主水液；主纳气；主骨，生髓；通于脑，下系二阴，其华在发，开窍于耳。肾与膀胱相表里。

4．六腑的主要生理功能

（1）胆的生理功能：有贮藏和排泄胆汁，促进饮食消化的作用，并主决断，与人的精神情志活动有关。

（2）胃的生理功能：主受纳与腐熟水谷。

（3）小肠的生理功能：主分别清浊，其接受胃中传来的水谷之后，进一步消化吸收，清者经脾传至全身，浊者移向二阴排除体外。

（4）大肠的生理功能：接受小肠下传的糟粕，吸收其中多余的水分，使之成大便排出体外。

（5）膀胱的生理功能：贮尿和排尿。

（6）三焦的生理功能：有总司人体的气化作用，为水液代谢的通路。

5．五脏六腑的关系　表里关系。脏为阴，腑为阳，阳为表，阴为里。心与小肠，肺与大肠，脾与胃，肝与胆，肾与膀胱，一脏一腑。一阴一阳，一表一里，它们所属经脉互相络属，组成脏腑表里关系。

（三）精、气、血、津液

1．何为精　精有广义与狭义之分：狭义之“精”，即指通常所说的生殖之精；广义之“精”，泛指一切精微物质，包括气、血、津液和从食物中摄取的营养物质，故称作“精气”。

2．何为气　气是构成人体和维持人体生命活动的最基本物质。包括：元气、宗气、营气、卫气。

3．气的主要功能　推动作用、温煦作用、防御作用、固摄作用、气化作用。

4．何为血　血是红色的液态物质，是构成人体和维持人体生命活动的物质之一，具有很高的营养和滋润作用。

5．血的主要功能　气属阳，血属阴。气能生血、行血、摄血，气为血之帅；血是气的载体，并给气充分的营养，即血为气之母。

6．何为津液　是机体一切正常水液的总称，包括各脏腑组织器官的内在体液及其正常的分泌物，如胃液、肠液和涕、泪等。清而稀薄的称之为津，浊而稠厚的称之为液。

（四）经络

何为经络：经络是运行全身气血，联络脏腑肢节，沟通上下内外的通路。是经脉和络脉的总称。其中经脉是主干，络脉是分支。

（五）病因与发病

1．病因 导致疾病发生的原因。主要有六淫、疠气、七情、饮食、劳倦、外伤和虫兽等。

2．何为六气、六淫 风、寒、暑、湿、燥、火是四季气候中的六种表现，正常情况下称为“六气”。六气对自然界的万物生长和变化起着促进作用，也是人类生存的条件。如果发生太过或不及，而当人体正气不足时就有可能成为致病因素。这种能使人致病的反常气候叫做六淫。

七情 七情即喜、怒、忧、思、悲、恐、惊七种情志变化，是机体的精神状态。

三、中医的四诊★

四诊包括望、闻、问、切四种诊断方法，简称“四诊”，它是调查了解疾病的基本方法。

四、中医辨证方法

包括八纲辨证、脏腑辨证、六经辨证、卫气营血辨证、三焦辨证。

（一）八纲辨证

1．何为八纲 八纲就是表、里、寒、热、虚、实、阴、阳八个辨证的纲领。

2．何为表证 表证是六淫、疫疠、虫毒等邪气经皮毛、口鼻侵入机体，正气（卫气）抗邪所表现轻浅证候的概括。主要见于外感疾病初期阶段。

3．何为里证 泛指病变部位在内，由脏腑、气血、骨髓等受病所反映的证候。

4．何为半表半里证 指外感病邪由表入里的过程中，邪正相争，少阳枢机不利，病位处于表里进退变化之中所表现的证候。

常见证候表现：往来寒热、胸胁苦满为特征性表现。

5．寒证概念 感受寒邪或阳虚阴盛，导致机体功能活动衰退所表现的具有冷、凉特点的证候。

6．热证概念 感受热邪，或脏腑阳气亢盛，或阴虚阳亢，导致机体功能活动亢进所表现的具有温、热的证候。

7．虚证概念 指人体阴阳、气血、津液、精髓等正气亏虚，而邪气不著，表现为不足、松弛、衰退特征的各种证候。

8．实证概念 指人体感受外邪，或疾病过程中阴阳气血失调，体内病理产物蓄积，以邪气盛、正气不虚为基本病理，表现为有余、亢盛、停聚特征的各种证候。

五、中　药★

1．中药的四气五味 四气即中药的寒、热、温、凉四种药性，反映药物在影响人体阴阳盛衰，寒热变化方面的作用倾向，是说明药物作用性质的重要概念之一。五味是指酸、苦、甘、辛、咸五种味道。

2．口服给药 是临床使用中药的主要给药途径。

3．汤剂的煎法

（1）煎药用具：砂锅是最常用的煎药容器。砂锅性质稳定、传热性能缓和、不易与中药所含成分发生化学变化。不锈钢锅、搪瓷锅、玻璃烧杯也可采用，忌用铁锅。

（2）煎药前浸泡：煎药前用冷水浸泡 30min 至 1h 为宜。

（3）煎药时加水要适量：第一煎加水至超过药面3～5cm为宜，第二煎加水至超过药面2～3cm为宜。

（4）煎药用火：通常遵循“先武后文”的原则。一般在未沸腾前用武火，沸后用文火，以免水分迅速蒸发，影响药物有效成分的浸出。

（5）煎药时间（表18-1）

表18-1　中药煎煮时间表

	第一煎于沸后煮	第二煎于沸后煮
一般药	30min	25min
解表药	20min	15min
滋补药	60min	50min

已经完成的小事，胜于计划中的大事。

—雷　特

第十九章　法规与护理管理

第一节　与护士执业注册相关的法律法规

一、护士条例

（一）护士执业注册应具备的基本条件

按照《护士条例》的要求，申请护士执业注册应当具备以下四个条件：

（1）具有完全民事行为能力。

（2）在中等职业学校、高等学校完成教育部和卫生部规定的普通全日制3年以上的护理、助产专业课程学习，包括在教学、综合医院完成8个月以上护理临床实习，并取得相应学历证书；普通全日制是完全脱产在校学习，不包括半脱产或是在职的学历，因此专业教育方式上排除了函授、电大、自考、成教等形式。

（3）通过卫生部组织的护士执业资格考试。

（4)符合本办法护士执业注册管理办法规定的健康标准：

1）无精神病史。

2）无色盲、色弱、双耳听力障碍。

3）无影响履行护理职责的疾病、残疾或者功能障碍。

（二）护士执业中的法律责任

承担法律责任有三种形式：警告、暂停执业活动和吊销其护士执业证书，并且一旦被吊销执业证书的，自执业证书被吊销之日起 2 年内不得申请执业注册。同时所受到的行政处罚、处分的情况将被记入护士执业不良记录。

二、护士的执业注册申请与管理

1．护士首次执业注册　护士首次执业注册应当自通过护士执业资格考试之日起 3 年内提出执业注册申请。护士执业注册有效期为 5 年。

2．护士变更执业注册　执业地点发生变化的，应办理执业注册变更。护士变更执业注册也需提交护士变更注册申请审核表和申请人的《护士执业证书》，受理及注册机关应在 7 个工作日内进行审查，护士变更注册后其执业许可期限也为 5 年。

3．护士延续执业注册　护士的护士执业注册证书有效期将于某一时间到期，如继续从事护理工作，需要向卫生行政部门提出延续申请。申请应于有效期届满前 30d 提出申请。

4．护士重新执业注册　对注册有效期届满未延续注册的、受吊销《护士执业证书》处罚，自吊销之日起满 2 年的护理人员，需要重新进行执业注册。

第二节　与护士临床工作相关的医疗法规

一、传染病防治法★

修订后的传染病防治法列入的法定传染病共 37 种，其中甲类 2 种，乙类 25 种，丙类 10 种。传染性非典型肺炎和人感染高致病性禽流感被列入乙类传染病，但按照甲类传染病管理。

修订后的法律规定，医疗机构发现甲类传染病时，应当及时采取下列措施：对病人、病原携带者，予以隔离治疗，隔离期限根据医学检查结果确定；对疑似病人，确诊前在指定场所单独隔离治疗；对医疗机构内的病人、病原携带者、疑似病人的密切接触者，在指定场所进行医学观察和采取其他必要的预防措施。

甲类传染病病例的场所或者该场所内的特定区域的人员，可以由县级以上地方人民政府实施隔离措施。

患甲类传染病（霍乱、鼠疫）、炭疽死亡的，应当将尸体立即进行卫生处理，就近火化。

二、医疗事故处理条例

医疗事故的分级

《医疗事故处理条例》第四条规定，根据对患者人身造成的损害程度，将医疗事故分为四级：

一级医疗事故：造成患者死亡、重度残疾的。

二级医疗事故：造成患者中度残疾、器官组织损伤导致严重功能障碍的。

三级医疗事故：造成患者轻度残疾、器官组织损伤导致一般功能障碍的。

四级医疗事故：造成患者明显人身损害的其他后果的。

三、献血法

我国实行无偿献血制度，提倡十八周岁至五十五周岁的健康公民自愿献血。

四、其　他

（一）疫苗流通和预防接种管理条例

医疗卫生人员在实施接种前，应当告知受种者或者其监护人所接种疫苗的品种、作用、禁忌、不良反应以及注意事项，询问受种者的健康状况以及是否有接种禁忌等情况，并如实记录告知和询问情况。受种者或者其监护人应当了解预防接种的相关知识，并如实提供受种者的健康状况和接种禁忌等情况。

医疗卫生人员应当对符合接种条件的受种者实施接种，并依照国务院卫生主管部门的规定，填写并保存接种记录。对于因有接种禁忌而不能接种的受种者，医疗卫生人员应当对受种者或者其监护人提出医学建议。

疾病预防控制机构、接种单位、疫苗生产企业、疫苗批发企业发现假劣或者质量可疑的疫苗，应当立即停止接种、分发、供应、销售，并立即向所在地的县级人民政府卫生主管部门和药品监督管理部门报告，不得自行处理。接到报告的卫生主管部门应当立即组织疾病预防控制机构和接种单位采取必要的应急处置措施，同时向上级卫生主管部门报告；接到报告的药品监督管理部门应当对假劣或者质量可疑的疫苗依法采取查封、扣押等措施。

（二）艾滋病防治条例

条例第三十五条规定，血站、单采血浆站应当对采集的人体血液、血浆进行艾滋病检测；不得向医疗机构和血液制品生产单位供应未经艾滋病检测或者艾滋病检测阳性的人体血液、血浆。医疗机构应当对因应急用血而临时采集的血液进行艾滋病监测，对临床用血艾滋病检测结果进行核查；对未经检测、核查或者艾滋病检测阳性的血液，不得采集或者使用。另外，条例规定，采集或者使用人体组织、器官、细胞、骨髓等的，应当进行艾滋病检测，否则与艾滋病检测阳性的一样，不得采集或者使用。无论是医疗卫生机构，还是血站、单采血浆站等，如果违反条例的相关规定，都要依法被追究法律责任，构成犯罪的，依法追究刑事责任。

条例明确规定，任何单位和个人不得歧视艾滋病病毒感染者、艾滋病病人及其家属，他们享有的婚姻、就业、就医、入学等合法权益受法律保护；未经本人或者其监护人同意，任何单位和个人不得公开艾滋病病毒感染者、艾滋病病人及其家属的有关信息；医疗机构不得推诿或者拒绝为艾滋病病毒感染者或者艾滋病病人治疗其他疾病。同时，为维护公众健康，条例第三十八条也明确了艾滋病病毒感染者和艾滋病病人应当履行的义务：接受疾病预防控制机构或者出入境检验检疫机构的流行病学调查和指导；将其感染或者发病的事实及时告知与其有性关系者；就医时，将其感染或者发病的事实如实告知接诊医生；采取必要的防护措施，防止感染他人；不得以任何方式故意传播艾滋病。故意传播艾滋病的，依法承担民事赔偿责任；构成犯罪的，依法追究刑事责任。

第三节　医院护理管理的组织原则

一、等级和统一指挥的原则

二、专业化分工与协作的原则

三、管理层次的原则

护理管理模式由原来的三级管理变成扁平式二级管理模式。

四、有效管理幅度的原则

五、职责与权限一致的原则

六、集权分权结合原则

七、任务和目标一致的原则

八、稳定适应的原则

九、精干高效原则

十、执行与监督分设原则

第四节　临床护理工作组织结构

一、护理组织结构

在主管院长的领导下，设立护理部主任－科护士长－护士长，但科护士长纳入护理部合署办公，实行扁平化的二级管理模式。

二、护理工作模式

1．个案护理 是指一个患者所需要的全部护理由一名当班护士全面负责，护理人员直接管理某个患者，即由专人负责实施个体化护理。

2．功能制护理 是以工作中心为主的护理方式，将工作的特点和内容划分几个部分，以岗位分工，如处理医嘱的主班护士、治疗护士、药疗护士、生活护理护士等。护理人员按照分配做不同类型的工作内容，是一种流水作业式的工作方式。

3．小组护理 是将护理人员和患者分成若干小组，一个或一组护士负责一组患者的护理方式。小组成员由不同级别的护理人员组成，小组组长负责制订护理计划和措施，指导小组成员共同参与和完成护理任务。

4．责任制护理 是由责任护士和相应辅助护士对患者进行有计划有目的的整体护理，要求患者从入院到出院，由责任护士和其辅助护士负责。每个护理人员负责一定数量的患者，以患者为中心，以护理计划为内容，对患者实施有计划的、系统的、全面的整体护理。

5．系统性整体护理 整体护理是一种模式也是一种理念，整体护理是以患者和人的健康为中心，以现代护理观为指导，以护理程序为核心，为患者提供心理、生理、社会、文化等全方位的最佳护理，并将护理临床业务和护理管理环节系统化的工作模式。

护考宝点：上述几种工作方式考生可简单地理解为：个案护理为一名护士全面照顾一名病人；功能制护理为相当于工厂

里面的流水线作业；小组护理为一组护士照顾一组病人；责任制护理为管床护士负主要责任，其他护士协助实施。

第五节　医院常用的护理质量标准

答疑手机：18701537533

一、护理质量标准体系结构

包括要素质量、环节质量和终末质量。

二、护理质量标准

可包括护理技术操作质量标准、护理管理质量标准、护理文书书写质量标准及临床护理质量标准等四大类。

护理文件书写的质量标准　护理文件包括体温单、医嘱执行单、护理记录单、手术护理记录单等。

护理记录书写客观、真实、可靠、准确、及时、完整，体现以患者为中心，使用碳素或蓝黑色水笔书写，病情描述确切、简要、动态反映病情变化，重点突出，运用医学术语。字迹清晰、端正、无错别字，不得用刮、粘、涂等方法掩盖或去除原字迹。体温单绘制清晰，不间断、无漏项。执行医嘱时间准确，双人签名。医院有护理文件书写规范，病历统一归档。

第六节　医院护理质量缺陷及管理

护理质量缺陷的预防和处理

护理质量缺陷的控制关键在预防。

认真履行差错事故上报制度。发生护理事故后，当事人应立即报告科室护士长及科室领导，科室护士长应立即向护理部报告，护理部应随即报告给医务处或者相关医院负责人。发生严重差错或者事故的各种有关记录、检验报告及造成事故的可疑药品、器械等，不得擅自涂改销毁。派专人妥善保管有关的各种原始资料和物品，需要时封存病历。立即进行调查核实和处理，并上报上级卫生管理部门。

发生护理差错后，当事人应立即报告护士长及科室相关领导，护士长应在24h内填写报表上报护理部。

第二十章　护理伦理

第一节　护士执业中的伦理具体原则

护理伦理基本原则是社会主义道德原则在护理领域里的具体运用和体现，是护理伦理具体原则、规范、范畴的总纲和精髓，在护理伦理体系中处于首要的地位，起着主导作用。具体原则包括自主原则、不伤害原则、公正原则、行善原则等。

“慎独”是指在工作中，在自我状态下，在无他人监督和相伴的情况下，独自、认真、圆满完成本职工作的特殊品格和能力。工作中不论何时对患者尽职尽责，不做任何有损患者利益的事。由于护理职业的特殊性，护理人员经常处于独挡一面、单独执行任务的状况。许多从准备到操作，从实施到评价，都靠自己去把握，没有他人监督，能否准确无误地完成工作，帮助患者早日康复，要靠护士的道德修养和自律的信念，靠自己的自觉性和责任心。因此，慎独精神是护理行业的职业道德要求和修养。

第二节　护士的权利与义务

一、护士在医疗实践过程中依法应当享有的权利

1. 享有获得物质报酬的权利

2. 享有安全执业的权利

3. 享有学习、培训的权利

4. 享有获得履行职责相关的权利

5. 享有获得表彰、奖励的权利

6. 享有人格尊严和人身安全不受侵犯的权利

扰乱医疗秩序，阻碍护士依法开展执业活动，侮辱、威胁、殴打护士，或有其他侵犯护士合法权益行为的，由公安机关依照治安管理处罚法的规定给予处罚；构成犯罪的，依法追究刑事责任。这表明，如果护士在正常执业过程中遭到侮辱甚至殴打，有关肇事者将被追究刑事责任。这将使那些以各种理由来迁怒于护士的违法犯罪行为得到有效制止，使侵犯护士人格尊严和人身安全的违法犯罪者受到应有的处罚。对于医护人员的人身权利保护方面，以医疗事故为由，寻衅滋事、抢夺病历资料，扰乱医疗机构正常医疗秩序和医疗事故技术鉴定工作，依照刑法关于扰乱社会秩序罪的规定，依法追究刑事责任；尚不够刑事处罚的，依法给予治安管理处罚。

二、护士的义务

1. 依法进行临床护理义务

2. 紧急救治患者的义务

3．正确查对、执行医嘱的义务　护士发现医嘱违反法律、法规、规章或者诊疗技术规范规定的，应当及时向开具医嘱的医师提出；必要时，应当向该医师所在科室的负责人或者医疗卫生机构负责医疗服务管理的人员报告。

4．保护患者隐私的义务

5．积极参加公共卫生应急事件救护的义务

第三节　病人的权利与义务

病人的权利

国际相应约定和我国法律法规规定，病人的权利包括下列主要内容：

1．病人有个人隐私和个人尊严被保护的权利
2．病人有获得全部实情的知情权
3．病人有平等享受医疗的权利
4．病人有参与决定有关个人健康的权利
5．病人有权获得住院时及出院后完整的医疗
6．病人有服务的选择权、监督权
7．病人有免除一定社会责任和义务的权利
8．有获得赔偿的权利
9．请求回避权

三十功名尘与土，八千里路云和月。

——宋·岳飞《满江红》

第二十一章　人际沟通

第一节　概　述

一、人际沟通的影响因素

在人际沟通的过程中，其效果受多种因素的影响，而主要因素包括环境因素和个人因素。

（一）环境因素

影响人际沟通的环境因素主要包括噪声、距离和隐秘性。

（二）个人因素

影响人际沟通的个人因素主要包括生理因素和心理因素。

（1）情绪。

（2）个性。

（3）态度。

第二节　护理工作中的人际关系

（一）人际关系的特点

人际关系的主要特点包括社会性、复杂性、多重性、多变性和目的性。

（二）护患关系的基本模式

（1）主动－被动型：此模式的特点是“护士为患者做治疗”，模式关系的原型为母亲与婴儿的关系。

（2）指导－合作型：此模式的特点是“护士告诉患者应该做什么和怎么做”，模式关系的原型为母亲与儿童的关系。

（3）共同参与型：此模式的特点是“护士积极协助患者进行自我护理”，模式关系的原型为成人与成人的关系。

影响护患关系的主要因素

（1）信任危机：在工作中，如果护士态度冷漠或出现技术上差错、失误，均会失去患者的信任，严重影响护患关系的建立和发展。

（2）角色模糊：在护患关系中，如果护患双方中任何一方对自己所承担的角色功能不明确，如护士不能积极主动地为患者提供帮助，或患者不积极参与康复护理，不服从护士的管理等，均可能导致护患沟通障碍、护患关系紧张。

（3）责任不明：护患责任不明主要表现在两个方面：一是对于患者的健康问题，应由谁来承担责任；二是对于改善患者的健康状况，谁来承担责任。

（4）权益影响。

（5）理解差异。

护士在促进护患关系中的作用

（1）明确护士的角色功能。

（2）帮助患者认识角色特征。

（3）主动维护患者的合法权益。

（4）减轻或消除护患之间的理解分歧：护士在与患者沟通时，应注意沟通内容的准确性、针对性和通俗性；根据患者的特点，选择适宜的沟通方式和语言；同时鼓励患者及时提问，以确保沟通的效果。

（三）护士与患者家属的关系

护士在促进护士与患者家属关系中的作用

（1）尊重患者家属：护士对所有患者家属应给予尊重，热情接待，并给予必要的帮助和指导。

（2）指导患者家属参与患者治疗、护理的过程：护士应主动、及时向家属介绍患者的病情，鼓励患者家属共同参与患者的治疗、护理过程，耐心解答家属的问题。

（3）给予患者家属心理支持：护士应体谅、理解、同情患者家属的处境，帮助家属正确认识疾病，提供心理支持，减轻家属的心理负担。

（四）护士与医生的关系

护士与医生的关系简称医护关系，是指医生和护士两种不同职业的人们在医疗护理活动中形成的相互关系，是护理人际关系中重要的组成部分。良好的医护关系是确保医疗护理质量的重要环节，是促进和维护患者健康的重要保障。

1．影响医护关系的主要因素

（1）角色心理差位：在为患者提供健康服务的过程中，医护双方各有自己的专业技术领域和业务优势，是一种平等的合作关系。但是，由于长期以来受传统的主导－从属型医护关系模式的影响，部分护士对医生产生依赖、服从的心理，在医生面前感到自卑、低人一等。此外，也有部分高学历的年轻护士或年资高、经验丰富的老护士与年轻医生不能密切配合，均可影响医护关系的建立与发展。

（2）角色压力过重：一些医院由于医护人员比例严重失调、岗位设置不合理、医护待遇悬殊等因素，导致护士心理失衡、角色压力过重，心理和情感变得脆弱、紧张和易怒，从而导致医护关系紧张。

（3）角色理解欠缺：医护双方对彼此专业、工作模式、特点和要求缺乏必要的了解，导致工作中相互埋怨、指责，从而也影响医护关系的和谐。

（4）角色权利争议：医护根据分工，各自在自己职责范围内承担责任，同时也享有相应的自主权。但在某些情况下，医护常常会觉得自己的自主权受到对方侵犯，从而引发矛盾冲突。

2. 护士在促进医护关系中的作用

（1）主动介绍专业：护士应主动向医生介绍护理专业的特点和进展，以得到医生的理解和支持。

（2）相互学习理解：医护双方应在相互尊重的基础上，相互学习、理解，营造相互支持的氛围。

（3）加强双方沟通：加强沟通是确保医护双方信息畅通、团结协作的基础。护士应积极、主动与医生沟通，虚心听取医生的不同意见，同时善意提出合理化建议。

（五）护际关系

建立良好护际关系的策略

（1）营造民主和谐的人际氛围。

（2）创造团结协作的工作环境。

第三节　护理工作中的语言沟通

一、语言沟通的基本知识

（一）护患语言沟通的原则★

1．目标性

2．规范性

3．尊重性　尊重是确保沟通顺利进行的首要原则。

4．治疗性

5．情感性

6．艺术性

二、交谈的基本概念

（一）护患交谈的技巧★

1．倾听

2．核实

3．提问

（1）开放式提问：又称敞口式提问，即所问问题的回答没有范围限制，患者可根据自己的感受、观点自由回答，护士可从中了解患者的真实想法和感受。其优点是护士可获得更多、更真实的资料；其缺点是需要的时间较长。

（2）封闭式提问：又称限制性提问，是将问题限制在特定的范围内，患者回答问题的选择性很小，可以通过简单的“是”、“不是”、“有”、“无”等即可回答。其优点是护士可以在短时间内获得需要的信息；其缺点是患者没有机会解释自己的想法。

4．阐释

5．移情 即感情进入的过程。

6．沉默

第四节 护理工作中的非语言沟通

一、非语言沟通的基本知识

（一）非语言沟通的特点

非语言沟通的主要特点包括真实性、广泛性、持续性、情景性。

二、护士非语言沟通的主要形式

（一）表情

1．目光

护士目光交流技巧

1）注视角度：护士注视患者时，最好是平视，以显示护士对患者的尊重和护患之间的平等关系。在与患儿交谈时，护士可采取蹲式、半蹲式或坐位；与卧床患者交谈时，可采取坐位或身体尽量前倾，以降低身高等。

2）注视部位：护患沟通时，护士注视患者的部位宜采用社交凝视区域，即以双眼为上线、唇心为下顶角所形成的倒三角区内。

3）注视时间：护患沟通过程中，护士与患者目光接触的时间应不少于全部谈话时间的30%，也不超过谈话全部时间的60%；如果是异性患者，每次目光对视时间应不超过10s。

2．微笑

（二）触摸

触摸是非语言沟通的一种特殊形式，包括抚摸、握手、拥抱等。

三、护士非语言沟通的基本要求

1. 尊重患者

2. 适度得体

3. 因人而异

第五节　护理工作中礼仪要求

一、礼仪的基本概念

（一）礼仪的概念

礼仪是在人际交往过程中得到共同认可的行为规范和准则，是对礼貌、礼节、仪表、仪式等具体形式的统称。

（二）礼仪的原则

1. 遵守原则

2. 自律原则

3. 敬人原则

4. 宽容原则

5. 平等原则

6. 从俗原则

7. 真诚原则

8. 适度原则

二、护理礼仪的基本概念

护理礼仪的特征

护理礼仪的主要特征包括规范性、强制性、综合性、适应性和可行性。

护士基本行为礼仪

工作期间，护士站姿、坐姿、走姿的基本要求如下：

1．站姿 抬头、颈直，下颌微收、嘴唇自然闭合；双眼平视前方，面带微笑；两肩外展，双臂自然下垂；挺胸，收腹；双腿直立，两膝和脚跟并拢，脚尖分开。

2．坐姿 抬头，上身挺直，下颌微收，目视前方；挺胸立腰，双肩平正放松；上身与大腿、大腿与小腿均呈 90°；双膝自然并拢，双脚并拢，平落于地或一前一后；坐在椅子的前部 1/2 或 1/3 处即可；双手交叉相握于腹前。

3．走姿 上身正直、抬头，下颌微收，双眼目视前方，面带微笑；挺胸收腹，立腰；足尖向前，双臂自然摆动；步态轻盈、稳健，步幅适中、匀速前进。